受験生の皆さんへ

　過去の問題に取り組む目的は、(1)出題傾向(2)出題方式(3)難易度(4)合格点を知り、これからの受験勉強に役立てることにあります。出題傾向などがつかめれば目的は達成したことになりますが、それを一歩深く進めるのが、受験対策の極意です。

　せっかく志望校の出題と取り組むのですから、本番に即した受験対策の場に活用すべきです。では、どうするのか。

　第一は、実際の入試と同じ制限時間を設定して問題に取り組むこと。試験時間が六十分なら六十分以内で挑戦し、時間配分を感覚的に身に付ける訓練です。

　二番目は、きっちりとした正答チェック。正解出来なかった問題は、正解できるまで、徹底的に攻略する心構えが必要です。間違えた場合は、単なるケアレスミスなのか、知識不足が原因のミスなのか、考え方が根本的に間違えていたためのミスなのか、きちんと確認して、必ず正解が書けるようにしておく。

　正答が手元にある過去問題にチャレンジしながら、正解できなかった問題をほったらかしにする受験生もいます。そのような受験生に限って、他の問題集をやっても、間違いを放置したまま、次の問題、次の問題と単に消化することだけに走っているのではないかと思います。過去問題であれ問題集であれ、間違えた問題は、正解できるまで必ず何度も何度も繰り返しチャレンジする。これが必勝の受験勉強法なことをお忘れなく。

入試問題検討委員会

【本書の内容】

1. 本書は 2022 年度の生命・環境科学部、獣医学部動物応用科学科の入試問題と解答を収録しています。

2. 英語・数学・化学・生物・総合問題の問題と解答を収録しています。尚、大学当局より非公表の問題は掲載していません。

3. 現在受験生を指導している、すぐれた現場の先生方による解答解説を掲載しています。

4. 本書は問題の微細な誤りをなくすため、実物の入試問題を大学より提供を受け、そのまま画像化して印刷しています。

5. 解答後の記録、分析のためにチェックシートを掲載しています。 実力分析、課題発見等にご活用ください。（目次の後に掲載しています。コピーをしてご活用ください。）

　尚、本書発行にご協力いただきました先生方に、この場を借り、感謝申し上げる次第です。

　　　　　　　　　　　　　　　　　目　　次

令和4年度

[I 期]

〔A 日程〕　　　　　　　　　　　　　　　　問題　　　　　解答

英　　語　……………………………………　　 1 ………　143
数　　学　……………………………………　　 6 ………　149
化　　学　……………………………………　　10 ………　158
生　　物　……………………………………　　19 ………　167

〔B 日程〕

英　　語　……………………………………　　32 ………　145
数　　学　……………………………………　　37 ………　152
化　　学　……………………………………　　41 ………　161
生　　物　……………………………………　　52 ………　170

〔C 日程〕

英　　語　……………………………………　　64 ………　147
数　　学　……………………………………　　69 ………　155
化　　学　……………………………………　　74 ………　164
生　　物　……………………………………　　84 ………　173

〔D 日程〕

総 合 問 題　……………………………………　　96 ………　175

[II 期]

英　　語　……………………………………　113 ………　179
数　　学　……………………………………　118 ………　181
化　　学　……………………………………　122 ………　184
生　　物　……………………………………　130 ………　187

解答用紙　……………………………………………　　189

_____年度 _____大学 _____学部　　科目 _____

【問題No. 　】	目標	実際	〈評価と気付き〉
時間	分	分	
得点率	%	%	
【問題No. 　】	目標	実際	〈評価と気付き〉
時間	分	分	
得点率	%	%	
【問題No. 　】	目標	実際	〈評価と気付き〉
時間	分	分	
得点率	%	%	
【問題No. 　】	目標	実際	〈評価と気付き〉
時間	分	分	
得点率	%	%	
【問題No. 　】	目標	実際	〈評価と気付き〉
時間	分	分	
得点率	%	%	
【問題No. 　】	目標	実際	〈評価と気付き〉
時間	分	分	
得点率	%	%	
【問題No. 　】	目標	実際	〈評価と気付き〉
時間	分	分	
得点率	%	%	
【問題No. 　】	目標	実際	〈評価と気付き〉
時間	分	分	
得点率	%	%	
【問題No. 　】	目標	実際	〈評価と気付き〉
時間	分	分	
得点率	%	%	
【Total】	目標	実際	《総合評価》（解答の手順・時間配分、ケアレスミスの有無、得点の獲得状況等）
時間	分	分	
得点率	%	%	

【得点アップのための対策】　　　　　　　　　　　　　　　　　　　　実行完了日

・　　　　　　　　　　　　　　　　　　　　　　　　　　　　　　　　　　　／
・　　　　　　　　　　　　　　　　　　　　　　　　　　　　　　　　　　　／
・　　　　　　　　　　　　　　　　　　　　　　　　　　　　　　　　　　　／
・　　　　　　　　　　　　　　　　　　　　　　　　　　　　　　　　　　　／

《チェックシート》　※解答後の分析にご活用ください

令和4年度

問　題　と　解　答

英　語

問題
(2科目　120分)

一般Ａ

4年度

1　次の英文を読み下記の設問に答えなさい。

(1)The atmosphere makes it possible for us to live on the Earth. It consists of layers of air that surround our planet. They are wrapped around the Earth rather like orange peel is wrapped around the fruit inside. The air itself is a mixture of gases, （　2　） nitrogen and oxygen.

The weight of the atmosphere is quite considerable. Every cubic meter of the air around us contains more than one kilogram of air. The weight of all this air above pushing down on us is called atmospheric pressure. It is like having one kilogram pressing on every square centimeter of our bodies.

The different layers of the atmosphere merge into one another, （　3　） it is difficult to give their exact heights. They vary depending on the time of year, the latitude, and activities of the Sun, （　4　） sunspots and solar flares. We live in the *troposphere, the lowest layer. It contains 90 percent of the air in the atmosphere. （　5　） you move up through the troposphere, the temperature drops, and on high mountains there is not enough oxygen to breathe easily. The air in the layer above the troposphere, the *stratosphere, is much thinner, and the temperature rises. The stratosphere (6)[ozone / contains / called / a gas], which is a type of oxygen. It absorbs much of the harmful ultraviolet radiation from the Sun.

Above the stratosphere, (7)the temperature drops rapidly. Higher up, in the *ionosphere, there are layers of particles called ions which carry electrical charges. These layers are very important in bouncing radio signals around our planet. The *exosphere is where the Earth's atmosphere really becomes part of space. In this layer temperatures can be as high as 1000℃.

High up in the atmosphere, between 80 and 600 kilometers above the ground, huge patches of glowing colored lights sometimes appear in the night sky. Scientists call this display the aurora. The pattern of lights can (8)<u>look like</u> rays from a searchlight, twisting flames, *shooting streamers or *shimmering curtains. In the northern hemisphere, the popular name for this display is the 'northern lights'. (9)<u>We are more likely to see an aurora</u> when there are big sunspots on the Sun. Atomic particles from the Sun collide with atoms in our atmosphere, giving off the different colored lights.

(注) *troposphere「対流圏」　　*stratosphere「成層圏」　　*ionosphere「電離層」
　　　*exosphere「外気圏」　　*shooting streamer「流れるように動く吹き流し」
　　　*shimmering curtain「きらきら光るカーテン」

（1）下線部（1）の意味に最も近いものを，下記の①～④の中から一つ選びなさい。

① In spite of the atmosphere we are able to live on the Earth.

② Owing to the atmosphere it is difficult to live on the Earth.

③ Thanks to the atmosphere we can live on the Earth.

④ The atmosphere prevents us from living on the Earth.

（2）空欄（　2　）に当てはまる語として最も適当なものを，下記の①～④の中から一つ選びなさい。

① immediately　　② mainly　　③ previously　　④ rarely

（3）空欄（　3　）に当てはまる語として最も適当なものを，下記の①～④の中から一つ選びなさい。

① because　　② for　　③ or　　④ so

（4）空欄（　4　）に当てはまる語（句）として最も適当なものを，下記の①～④の中から一つ選びなさい。

① instead　　② no more　　③ such as　　④ without

（5）空欄（　5　）に当てはまる語として最も適当なものを，下記の①～④の中から一つ選びなさい。

① As　　② Though　　③ Unless　　④ Until

（6）(6)の［　　］内の語（句）を並べ替えて意味の通る英文にするとき，並べ替えた語（句）のうち3番目にくるものを，下記の①～④の中から一つ選びなさい。

① ozone　　② contains　　③ called　　④ a gas

（7） 下線部 (7) の意味に最も近いものを，下記の①～④の中から一つ選びなさい。

   ① it is possible to decrease the temperature

   ② the temperature is soaring

   ③ the rain falls in large drops

   ④ it becomes colder

（8） 下線部 (8) の意味に最も近いものを，下記の①～④の中から一つ選びなさい。

   ① resemble   ② radiate   ③ release   ④ emit

（9） 下線部 (9) の意味に最も近いものを，下記の①～④の中から一つ選びなさい。

   ① It will be impossible to see something like an aurora

   ② There is a higher possibility that we will be able to see an aurora

   ③ It goes without saying that we will be able to see an aurora

   ④ We cannot possibly expect to see an aurora

（10） 本文の内容に**一致する**ものを，下記の①～④の中から一つ選びなさい。

   ① The atmospheric pressure is equal to having one kilogram pressing on one square meter of our bodies.

   ② Ninety percent of the air in the atmosphere is contained in the stratosphere.

   ③ The ionosphere plays an important role in reflecting radio waves around the Earth.

   ④ The aurora occurs when atmospheric particles are produced in the atmosphere.

2 次の各空欄に入れるのに最も適当なものを，それぞれ下記の①～④の中から一つ選びなさい。

(11) A: I'm hungry. What do you feel like (　　), John?

B: I want to give some Mexican food a try. I've never had it before.

① ate 　　② eating 　　③ being eaten 　　④ eat

(12) A: I ran out of breath when I walked up the stairs.

B: Did you? It's about time you (　　) on a diet.

① to go 　　② going 　　③ having gone 　　④ went

(13) A: I believe this is the only solution to the problem.

B: Really? I can (　　) up with a better one than that.

① catch 　　② keep 　　③ come 　　④ put

(14) A: You're here at last! I phoned you but you didn't answer.

B: I'm sorry I'm late. I not only missed the bus, (　　) I also left my smartphone at home.

① and 　　　　　　　　　② but

③ or 　　　　　　　　　④ so

(15) A: What instrument do you play?

B: I (　　) the violin since I was five.

① was playing 　　　　　② have been playing

③ will play 　　　　　　④ was played

(16) A: Hello. Is there a room available tonight?

B: What kind of room do you have (　　)?

① in mind 　　② any idea 　　③ on view 　　④ on hand

3　　次の各空欄に入れるのに最も適当なものを，それぞれ下記の①〜④の中から一つ選び
なさい。

French doctor René Théophile Hyacinthe Laënnec (1781-1826) was a somewhat shy person. When in 1816 a young woman patient complained of chest pain, he was （　17　） embarrassed to put his ear directly to her chest. Despite the fact （　18　） doctors from the time of ancient Greece （　19　） this method to listen to the heartbeat, he simply could not do it. Uncertain as to how to proceed, he remembered （　20　） children playing with a hollow log, one child tapping on one end, and the second child listening at the other. He then took some paper, rolled it into the shape of a tube, and placed one end against the woman's chest and the other end against his ear. To his surprise, not only （　21　） her heartbeat, but the sound was clearer than he had ever heard before! Laënnec immediately set about developing a tool like the hollow tube that he could use with all his patients.

(17)　①　too　　　　②　not　　　　③　seldom　　　④　as

(18)　①　of　　　　②　where　　　③　which　　　④　that

(19)　①　are used　②　are using　③　had used　④　will be used

(20)　①　observe　②　observing　③　to observe　④　being observed

(21)　①　he was able to hear　　　　②　he might be hearing

　　　③　will he hear　　　　　　　④　could he hear

数　学

問題

（2科目　120分）

4年度

一般A

1

(1) $n < 3\sqrt{7} < n+1$ をみたす整数 n の値は $\boxed{ア}$ である。この n に対して，$\alpha = n+1-3\sqrt{7}$ とおくとき，$\alpha + \dfrac{1}{\alpha} = \boxed{イウ}$ である。

(2) 座標平面において $y = ax^2 + bx - 5$ によって表される放物線が2点 $(1, 4)$, $(4, -5)$ を通るとき，$a = \boxed{エオ}$, $b = \boxed{カキ}$ であり，この放物線の頂点の座標は $\left(\boxed{ク}, \boxed{ケ} \right)$ である。

(3) 1つのさいころを繰り返し投げて，出た目の合計が7以上となったところでさいころ投げを終了することとする。2回目を投げて終了する確率は $\dfrac{\boxed{コ}}{\boxed{サシ}}$ である。また，3回目を投げて終了する確率は $\dfrac{\boxed{スセ}}{\boxed{ソタチ}}$ である。

(4) 6048 の正の約数は $\boxed{ツテ}$ 個ある。また，$\sqrt{\dfrac{6048}{m}}$ が自然数となるような最小の自然数 m の値は $\boxed{トナ}$ である。

2

　　三角形 ABC は辺 AC の長さが 6 であり，∠A の二等分線と辺 BC の交点を D とすると，線分 AD，CD の長さはそれぞれ 5，3 である。

(1)　∠ACD の大きさを θ とおくと，$\cos\theta = \dfrac{\boxed{\text{二}}}{\boxed{\text{ヌ}}}$，$\sin\theta = \dfrac{\boxed{\text{ネ}}\sqrt{\boxed{\text{ノハ}}}}{\boxed{\text{ヒ}}}$ であり，

三角形 ACD の面積は $\boxed{\text{フ}}\sqrt{\boxed{\text{ヘホ}}}$ である。また，A，C，D の 3 点から等距離に

ある点を O とするとき，AO の長さは $\dfrac{\boxed{\text{マミ}}\sqrt{\boxed{\text{ムメ}}}}{\boxed{\text{モヤ}}}$ である。

(2)　BD の長さを x とおくと，角の二等分線の性質より AB の長さは $\boxed{\text{ユ}}x$ と表され

るので，余弦定理を用いて $x = \dfrac{\boxed{\text{ヨラ}}}{\boxed{\text{リ}}}$ と求めることができる。

3

実数 x に対して，$t = 2^x + 2^{-x}$ とおく。

(1) $x = 3$ のとき $t = \dfrac{\boxed{ルレ}}{\boxed{ロ}}$，$x = \dfrac{3}{2}$ のとき $t = \dfrac{\boxed{ワ}\sqrt{\boxed{ン}}}{\boxed{あ}}$，$t = \dfrac{17}{4}$ のとき

$x = \boxed{いう}$，$\boxed{え}$ であり，$t = 5$ のとき $4^x + 4^{-x} = \boxed{おか}$，$8^x + 8^{-x} = \boxed{きくけ}$

である。

(2) $y = 4^{x+1} + 7 \cdot 2^{x+1} + 14 \cdot 2^{-x} + 2^{-2x+2} + 18$ とする。$2^x > 0$ より t のとり得る値の範囲は $t \geqq \boxed{こ}$ であり，y は t を用いて $y = \boxed{さ}t^2 + \boxed{しす}t + \boxed{せそ}$ と表されるから，y の最小値は $\boxed{たち}$ である。

4

O を原点とする座標平面において $y = 2x^2 - 6x - 8$ のグラフを C とする。

(1) C 上の x 座標が t である点における C の接線の方程式は

$y = \left(\boxed{つ}\, t - \boxed{て}\right)x - \boxed{と}\, t^2 - \boxed{な}$ であり，点 $(8, 0)$ を通る C の 2 本の接線の

うち，傾きが小さいものを l，傾きが大きいものを m とすると，l は

$y = \boxed{に}\, x - \boxed{ぬね}$，$m$ は $y = \boxed{のは}\, x - \boxed{ひふへ}$ である。

(2) C と x 軸によって囲まれる部分の面積は $\dfrac{\boxed{ほまみ}}{\boxed{む}}$ である。また，(1) で求めた

接線 l と C，および y 軸によって囲まれる部分の面積は $\dfrac{\boxed{めも}}{\boxed{や}}$ である。

化 学

問題
（2科目　120分）

一般A

4年度

1　物質の構成と構造に関する，次の問1〜問5に答えよ。

問1　少量のガラス片が混入した塩化ナトリウムの結晶から純粋な塩化ナトリウムの結晶を分離するには，次のア〜ウの操作をどのような順で行えばよいか。最も適当なものを〔解答群〕から1つ選べ。　1

ア　蒸発皿に入れて，穏やかに加熱する。

イ　ろ過して，ろ紙を通過したろ液を取り出す。

ウ　十分量の水に加えて，よくかき混ぜる。

1　の〔解答群〕

① ア → イ → ウ　　② ア → ウ → イ　　③ イ → ア → ウ

④ イ → ウ → ア　　⑤ ウ → ア → イ　　⑥ ウ → イ → ア

問2　塩素原子では，K殻に2個，L殻に8個，M殻に7個の電子が収容され，この電子配置は$K^2 L^8 M^7$と表すことができる。次の原子とその安定な電子配置の組合せが**適当ではないもの**を〔解答群〕から1つ選べ。　2

2　の〔解答群〕

①	Ne	$K^2 L^8$
②	B	$K^2 L^3$
③	Si	$K^2 L^8 M^4$
④	Ca	$K^2 L^8 M^{10}$
⑤	N	$K^2 L^5$
⑥	Mg	$K^2 L^8 M^2$

問 3　固体状態においてイオン結合を**含まない物質**を〔解答群〕から 1 つ選べ。　3

　　3　の〔解答群〕

　　　① 塩化銀 AgCl　　　　　　② 酸化銅(II) CuO

　　　③ 水酸化亜鉛 $Zn(OH)_2$　　④ 炭酸ナトリウム Na_2CO_3

　　　⑤ 二酸化ケイ素 SiO_2　　⑥ 硫酸アンモニウム $(NH_4)_2SO_4$

問 4　1 分子中に含まれる共有電子対と非共有電子対の数が等しい分子として最も適当なものを〔解答群〕から 1 つ選べ。　4

　　4　の〔解答群〕

　　　① CO_2　　② F_2　　③ H_2　　④ HF　　⑤ N_2　　⑥ NH_3

問 5　常温・常圧の状態で，電気伝導性が最も大きい金属として最も適当なものを〔解答群〕から 1 つ選べ。　5

　　5　の〔解答群〕

　　　① アルミニウム　　② カリウム　　③ 金　　④ 銀

　　　⑤ 鉄　　　　　　　⑥ 銅

2　化学の基本計算と基本法則に関する，次の問 1〜問 4 に答えよ。

問 1　溶液の濃度に関する，次の (1)〜(3) に答えよ。ただし，グルコース $C_6H_{12}O_6$ のモル質量は 180 g/mol，無水硫酸銅(II) $CuSO_4$ のモル質量は 160 g/mol，硫酸銅(II) 五水和物 $CuSO_4 \cdot 5H_2O$ のモル質量は 250 g/mol，硝酸 HNO_3 のモル質量は 63.0 g/mol とする。

　(1) 0.500 mol/L のグルコース $C_6H_{12}O_6$ 水溶液 400 mL に溶解しているグルコースの質量〔g〕として，最も近いものを〔解答群〕から 1 つ選べ。　6

　　6　の〔解答群〕

　　　① 20.0 g　　② 32.0 g　　③ 36.0 g　　④ 40.0 g　　⑤ 45.0 g

　(2) 硫酸銅(II) 五水和物の固体結晶を水に溶解して質量パーセント濃度が 8.00 ％ の硫酸銅(II) 水溶液 400 g を調製した。このときに使用した水の質量〔g〕として最も近いものを〔解答群〕から 1 つ選べ。　7

　　7　の〔解答群〕

　　　① 341 g　　② 350 g　　③ 359 g　　④ 368 g　　⑤ 377 g

(3) 質量パーセント濃度が 63.0 ％ の濃硝酸（密度 1.50 g/cm^3）のモル濃度〔mol/L〕として，最も近いものを〔解答群〕から 1 つ選べ。 8

8 の〔解答群〕

① 9.00 mol/L　　② 10.0 mol/L　　③ 12.0 mol/L

④ 15.0 mol/L　　⑤ 22.5 mol/L

問 2　理想気体の性質と気体の溶解度に関する，次の（1）〜（3）に答えよ。

(1) 一定温度で 2.00×10^5 Pa の圧力を示す一定量の気体をその体積が 500 mL だけ小さくなるまで圧縮すると，気体の圧力が 2.50×10^5 Pa に上昇した。圧縮前の気体が占めていた体積〔L〕として，最も近いものを〔解答群〕から 1 つ選べ。 9

9 の〔解答群〕

① 0.625 L　　② 1.25 L　　③ 2.00 L　　④ 2.50 L　　⑤ 3.00 L

(2) 内容積が変化しない密閉容器にある気体を 1.50 mol 入れて温度を 127.0 ℃ に保ったところ，1.20×10^5 Pa の圧力を示した。この容器にさらに同じ気体を 0.500 mol 入れて温度を 27.0 ℃ に下げて，その温度に保った。このときに気体が示す圧力〔Pa〕として，最も近いものを〔解答群〕から 1 つ選べ。 10

10 の〔解答群〕

① 4.00×10^4 Pa　　② 8.00×10^4 Pa　　③ 9.00×10^4 Pa

④ 1.20×10^5 Pa　　⑤ 1.60×10^5 Pa

(3) 0 ℃ の水 200 mL に 2.02×10^5 Pa の空気（窒素：酸素＝4：1 の体積比）が接している。この水に溶解している酸素の質量〔mg〕として，最も近いものを〔解答群〕から 1 つ選べ。ただし，0 ℃，1.01×10^5 Pa で，1.00 L の水に酸素は 70.0 mg 溶けるものとし，水に溶ける酸素の質量はヘンリーの法則に従うものとする。 11

11 の〔解答群〕

① 5.60 mg　　② 14.0 mg　　③ 28.0 mg

④ 70.0 mg　　⑤ 140 mg

問3 化学変化と量的関係に関する，次の (1)～(3) に答えよ。ただし，標準状態 （0℃，1.013×10⁵ Pa） における気体のモル体積を 22.4 L/mol，原子量は O：16.0 とする。

80.0 g の酸素の無声放電により，その 30.0 ％ が反応してオゾンに変化し，未反応の酸素と生じたオゾンの2種類を含む混合気体となった。酸素の無声放電によりオゾンが生じる化学反応式は次のように示すことができる。

$$3O_2 \longrightarrow 2O_3$$

(1) 反応後に得られる混合気体の質量〔g〕として最も適当なものを〔解答群〕から1つ選べ。 12

12 の〔解答群〕

① 53.3 g ② 56.0 g ③ 66.7 g ④ 72.0 g ⑤ 80.0 g

(2) 反応後に得られる混合気体が標準状態 （0℃，1.013×10⁵ Pa） において占める体積〔L〕として最も適当なものを〔解答群〕から1つ選べ。 13

13 の〔解答群〕

① 37.3 L ② 39.2 L ③ 42.0 L ④ 50.4 L ⑤ 56.0 L

(3) 反応後に得られる混合気体に含まれるオゾンの体積パーセント〔％〕として最も適当なものを〔解答群〕から1つ選べ。 14

14 の〔解答群〕

① 12.0 ％ ② 16.7 ％ ③ 22.2 ％ ④ 30.0 ％ ⑤ 45.8 ％

問4 次の記述 a～d のうち，下線部の分子，イオン，または原子の物質量〔mol〕が等しい記述の組合せとして最も適当なものを〔解答群〕から1つ選べ。ただし，原子量は，H：1.00，C：12.0，N：14.0，O：16.0，Al：27.0，S：32.0，標準状態 （0℃，1.013×10⁵ Pa） における気体のモル体積は 22.4 L/mol，アボガドロ定数は N_A＝6.00×10²³ /mol とする。 15

a 0.50 mol の酸化アルミニウムに含まれる<u>アルミニウムイオン</u>

b 標準状態 （0℃，1.013×10⁵ Pa） で 5.60 L を占めるエタンに含まれる<u>炭素原子</u>

c 6.80 g の<u>アンモニア分子</u>

d 1.20×10²⁴ 個の酸素原子を含む<u>硫酸イオン</u>

15 の〔解答群〕

① a と b ② a と c ③ a と d ④ b と c ⑤ b と d ⑥ c と d

3　物質の状態と変化に関する，次の問1〜問4に答えよ。

問1　次の酸化還元滴定の実験操作に関する，下の (1)〜(3) に答えよ。

(ア)ある濃度の過酸化水素水 5.00 mL を正確にコニカルビーカーにはかり取り，これに十分量の(イ)希硫酸を加えて酸性にした。0.050 mol/L の過マンガン酸カリウム水溶液を 25.0 mL 加えると溶液中に溶解する過酸化水素が過不足なく反応した。ただし，過酸化水素と過マンガン酸イオンは，硫酸酸性の水溶液中では以下のイオン反応式に従って反応する。

$$5H_2O_2 + 2MnO_4^- + 6H^+ \longrightarrow 5O_2 + 2Mn^{2+} + 8H_2O$$

(1) 下線部（ア）で使用する実験器具の名称として最も適当ものを〔解答群〕から1つ選べ。　16

16　の〔解答群〕

① 滴下漏斗　　② ビュレット　　③ ホールピペット

④ メスシリンダー　　⑤ メスフラスコ

(2) 下線部（イ）で加えた希硫酸に関する次の記述 a〜c について，それらの正誤の組合せとして最も適当なものを〔解答群〕から1つ選べ。　17

a　希硫酸を加えずに過酸化水素水に過マンガン酸カリウム水溶液を加えると，水に溶けにくい酸化マンガン(Ⅳ) MnO_2 の固体が反応液中に析出する。

b　希硫酸に変えて希塩酸を加えて酸性にすると，塩化物イオンと過マンガン酸イオンとが反応するため，過酸化水素水の濃度を正確に決定できなくなる。

c　希硫酸に変えて希硝酸を加えて酸性にしても，実験操作にまったく影響はない。

17　の〔解答群〕

	a	b	c
①	正	正	正
②	正	正	誤
③	正	誤	正
④	正	誤	誤
⑤	誤	正	正
⑥	誤	正	誤
⑦	誤	誤	正
⑧	誤	誤	誤

(3) 滴定された過酸化水素水のモル濃度〔mol/L〕として最も近いものを〔解答群〕から
1つ選べ。　18

18 の〔解答群〕

① 0.125 mol/L　　② 0.400 mol/L　　③ 0.625 mol/L

④ 0.750 mol/L　　⑤ 0.800 mol/L

問2　四酸化二窒素 N_2O_4 から二酸化窒素 NO_2 が生成する反応は吸熱反応であり，次の熱化
学方程式で表される。

$$N_2O_4(気) = 2NO_2(気) - 57.2 \, kJ$$

次の図1は，四酸化二窒素 N_2O_4 を反応容器に入れて，T_1〔K〕に保って反応させたとき
の反応時間と二酸化窒素 NO_2 の生成量との関係を表すグラフである。この反応に関す
る，下の (1) と (2) に答えよ。

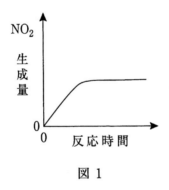

図 1

(1) 他の反応条件は変化させずに，温度だけを T_1〔K〕より高温である T_2〔K〕に保って，
四酸化二窒素を反応容器に入れて反応させた。このときの反応時間と NO_2 の生成量と
の関係を表すグラフとして最も適当なものを〔解答群〕から1つ選べ。　19

(2) 他の反応条件は変化させずに，活性化エネルギーを低下させる触媒とともに四酸化二窒素
を反応容器に入れて反応させた。このときの反応時間と NO_2 の生成量との関係を表す
グラフとして最も適当なものを〔解答群〕から1つ選べ。　20

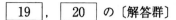

19 ， 20 の〔解答群〕

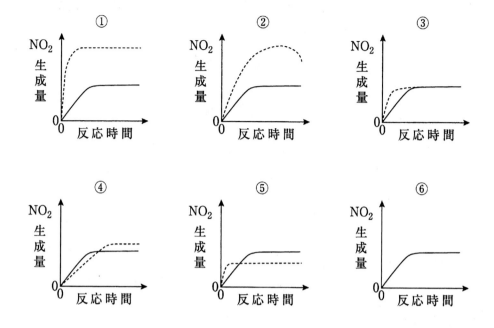

ただし，グラフ中の実線は T_1〔K〕のときの変化，点線は T_2〔K〕のときの変化を表している。また，T_1〔K〕のときの変化と T_2〔K〕のときの変化とが同じグラフで表されると考える場合には⑥を選べ。

問3　次の水溶液 a～c について，それらの pH の値が大きい順に並んでいる不等式として最も適当なものを〔解答群〕から1つ選べ。水溶液の温度は，すべて同じ温度に保たれている。 21

a　0.10 mol/L のアンモニア水溶液

b　0.20 mol/L の塩化アンモニウム水溶液

c　0.10 mol/L のアンモニア水溶液と 0.20 mol/L の塩化アンモニウム水溶液とを同体積ずつ混合した水溶液

21 の〔解答群〕

① a＞b＞c　　② a＞c＞b　　③ b＞a＞c

④ b＞c＞a　　⑤ c＞a＞b　　⑥ c＞b＞a

問4　次の図2は，塩化ナトリウムの結晶構造である。この結晶構造に関する下の記述 a〜c について，それらの正誤の組合せとして最も適当なものを〔解答群〕から1つ選べ。

22

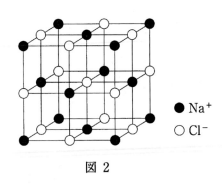

図 2

a　Na^+ は面心立方格子を形成している。

b　Cl^- は体心立方格子を形成している。

c　配位数（あるイオンを取り囲む反対符号のイオンの数）は6である。

22　の〔解答群〕

	a	b	c
①	正	正	正
②	正	正	誤
③	正	誤	正
④	正	誤	誤
⑤	誤	正	正
⑥	誤	正	誤
⑦	誤	誤	正
⑧	誤	誤	誤

4 無機物質および有機化合物の性質と反応に関する，次の問1と問2に答えよ。

問1 次の (1)〜(5) の記述に最も適する非金属元素を〔解答群〕からそれぞれ1つずつ選べ。

(1) その単体は常温・常圧で淡青色，特異臭のある気体である。 23

(2) 安定な単原子イオンが銅(Ⅱ)イオンと結合した化合物は黒色，亜鉛イオンと結合した化合物は白色，カドミウム(Ⅱ)イオンと結合した化合物は黄色の固体になる。 24

(3) その単体はすべての物質の中で最も沸点が低いので，リニアモーターカーの超伝導体の冷却剤としても使われる。 25

(4) その単体は水に溶けにくいが，この元素とカリウムとの化合物の水溶液には溶けて，褐色の溶液になる。 26

(5) 地殻中に2番目に多く存在する元素であるが，その単体は天然に産出しないので，工業的には産出する酸化物を電気炉中で還元して製造している。 27

23 〜 27 の〔解答群〕（重複選択不可）

① Ar ② F ③ He ④ I
⑤ O ⑥ P ⑦ S ⑧ Si

問2 次の記述中の化合物 A〜E に最も適する有機化合物の化学式を〔解答群〕からそれぞれ1つずつ選べ。

炭化カルシウム CaC_2 を水に加えると，化合物 A が気体として発生し，水溶液には無機化合物 X が生成する。A に硫酸水銀(Ⅱ) $HgSO_4$ を触媒として水を付加させると，不安定な不飽和アルコールを経て，その構造異性体である化合物 B が生成する。生成した B を還元すると化合物 C が，酸化すると化合物 D が生成する。無機化合物 X の水溶液に D を加えると，溶液中に無機化合物 Y が生じ，Y の固体結晶を乾留（空気を断って熱分解）すると化合物 E が生成する。B，C，E はヨードホルム反応を示し，B は銀鏡反応も示す。

A 28 ， B 29 ， C 30 ， D 31 ， E 32

28 〜 32 の〔解答群〕（重複選択不可）

① HCOOH ② CH_3CHO ③ CH_3COOH ④ $CH \equiv CH$
⑤ C_2H_5OH ⑥ $CH_2 = CH_2$ ⑦ CH_3COCH_3 ⑧ HCHO

生　物

問題

（2科目　120分）

4年度

一般A

1　細胞に関する文章を読み，下記の問いに答えよ。

　すべての生物は細胞からなる。細胞の最外層は　ア　二重層とタンパク質からなる細胞膜で，タンパク質は固定されておらず自由に動くことができる。真核生物の場合，(a)細胞内に存在する細胞小器官を構成している生体膜も，細胞膜と同じような構造をしている。(b)植物細胞や菌類では，細胞膜の外側にさらに細胞壁があり，細胞の成長途中につくられる。

　細胞膜に存在するタンパク質は，(c)免疫にはたらくもの，(d)チャネルやポンプなど細胞内外の物質輸送にはたらくもの，ホルモンや神経伝達物質の受容体としてはたらくものなど，さまざまな種類がある。

問1　文章中の　ア　に当てはまる語句として正しいものを，①〜⑤より1つ選んで番号を答えよ。　1

①　ステロイド　　②　脂肪　　③　リン脂質

④　コラーゲン　　⑤　インテグリン

問2　下線部（a）について，細胞小器官など細胞内の構造体のうち，生体膜からなるものを，①〜⑤より2つ選んで番号を答えよ。　2

①　中心体　　②　リソソーム　　③　ゴルジ体

④　微小管　　⑤　中間径フィラメント

問3　下線部（b）に関して，細胞壁についての記述として正しいものを，①〜④より1つ選んで番号を答えよ。　3

①　植物細胞の細胞壁は多糖類が主成分である。

②　細胞壁は半透性の性質をもつ。

③　植物細胞の細胞壁は酢酸カーミンによって赤色に染色される。

④　原核生物に細胞壁をもつ種はない。

問4　下線部（c）に関して，免疫にはたらく膜タンパク質についての記述として**誤っている**ものを，①～④より 1 つ選んで番号を答えよ。　<u>4</u>

① T 細胞は T 細胞受容体で抗原提示を受ける。

② B 細胞にある B 細胞受容体は，免疫グロブリンの 1 つである。

③ ヒトの MHC のことはとくに HLA とよぶ。

④ 赤血球の細胞表面にはトル様受容体がある。

問5　下線部（d）に関連して，ヒトの赤血球を用いた次の実験1～実験3をもとに，以下の問いに答えよ。

＜実験1＞　血液を採取してすぐに赤血球を取り出し，エネルギー源を含まない生理的塩類溶液に入れ，4℃で数日間放置した。赤血球内の K^+ 濃度を測定すると，採取直後よりも低下していた。

＜実験2＞　温度を 4℃から 37℃に上げてから 12 時間は赤血球内の K^+ 濃度は上昇したが，24 時間後には 4℃のときと同じ濃度に戻った。

＜実験3＞　24 時間後に物質 X を添加すると赤血球内の K^+ 濃度が上昇した。

　　実験1～実験3の結果について，図1に示す。

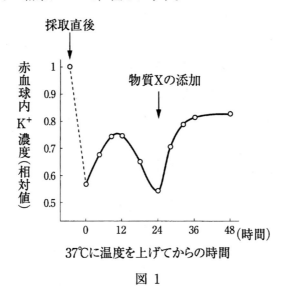

図 1

(1) 実験1において，赤血球内の K^+ 濃度が低下したときに起きている現象として正しいものを，①～④より 1 つ選んで番号を答えよ。　<u>5</u>

① Na^+ が細胞外から細胞内へとナトリウムポンプを通って移動している。

② K^+ が細胞内から細胞外へとナトリウムポンプを通って移動している。

③ 電子伝達系がはたらいて ATP が合成されている。

④ 赤血球内の酵素活性が低下している。

(2) 実験 2 において，赤血球内の K^+ 濃度が 12 時間後まで上昇した理由として正しいものを，①〜④より 1 つ選んで番号を答えよ。 6

① クエン酸回路の反応が進まなくなったから。

② 解糖系の反応が進むようになったから。

③ カリウムチャネルがはたらかなくなったから。

④ ナトリウムチャネルがはたらかなくなったから。

(3) 実験 3 において，物質 X として正しいものを，①〜⑤より 1 つ選んで番号を答えよ。
7

① Na^+ ② ADP   ③ ピルビン酸

④ クエン酸   ⑤ グルコース

2 代謝に関する文章を読み，下記の問いに答えよ。

生物が生きていくためには，エネルギーが必要である。植物は ア エネルギーを吸収して ATP などの イ エネルギーに変換し， イ エネルギーを消費して CO_2 と H_2O から有機物を合成している。これを炭酸同化という。さらに，O_2 を用いて有機物を分解してエネルギーを取り出し，再び ATP を合成している。これを呼吸という。呼吸で合成した ATP を分解して得た イ エネルギーは，さまざまな生命活動に利用される。有機物の分解により取り出したエネルギーの一部は ウ エネルギーとなり，生態系外へと出ていく。

植物の行う炭酸同化は光合成で，図 1 にその反応経路を示す。

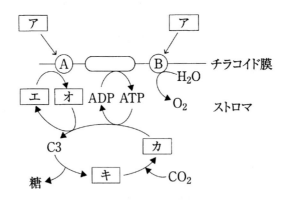

図 1

問1　文章中の　ア　～　ウ　に入る語句の組合せとして正しいものを，①～⑥より 1 つ選んで番号を答えよ。　8

	ア	イ	ウ
①	光	化学	熱
②	光	熱	化学
③	化学	熱	光
④	化学	光	熱
⑤	熱	光	化学
⑥	熱	化学	光

問2　図1中の　エ　，　オ　に入る物質名の組合せとして正しいものを，①～⑥より 1 つ選んで番号を答えよ。　9

	エ	オ
①	NAD^+	$NADH$
②	$NADH$	NAD^+
③	$NADP^+$	$NADPH$
④	$NADPH$	$NADP^+$
⑤	FAD	$FADH_2$
⑥	$FADH_2$	FAD

問3　図1中の　カ　，　キ　に当てはまる物質名の組合せとして正しいものを，①～④より 1 つ選んで番号を答えよ。　10

	カ	キ
①	グリセルアルデヒドリン酸（GAP）	リブロースビスリン酸（RuBP）
②	ホスホグリセリン酸（PGA）	グリセルアルデヒドリン酸（GAP）
③	リブロースビスリン酸（RuBP）	ホスホグリセリン酸（PGA）
④	ホスホグリセリン酸（PGA）	リブロースビスリン酸（RuBP）

問4　光合成の反応についての記述として正しいものを，①〜④より 1 つ選んで番号を答えよ。なお，A，B，　カ　，　キ　については，図 1 に示したものと同じである。　11

① 　A から放出された電子は，電子伝達系を経て B へと渡される。

② 　H_2O の分解によって生じた e^- は B へと渡される。

③ 　キ　から　カ　が合成されるときにも，ATP を消費する。

④ 　カ　から C3 化合物が合成される反応は，ルビスコによって触媒される。

問5　光合成には複数の光合成色素が関与している。ホウレンソウの葉に含まれる光合成色素を薄層クロマトグラフィーによって分画した。その結果，図 2 に示すように a〜e の斑が得られた。表 1 は図 2 の結果が得られた展開液，温度などの条件が等しい場合の，いくつかの光合成色素の Rf 値である。以下の問いに答えよ。

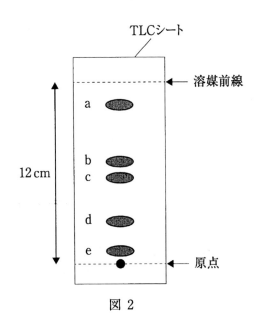

図 2

表 1

色素	Rf 値
ネオキサンチン	0.1〜0.2
ビオラキサンチン	0.2〜0.3
ルテイン	0.35〜0.4
クロロフィル b	0.4〜0.45
クロロフィル a	0.45〜0.55
カロテン	0.85〜0.9

(1) 薄層クロマトグラフィーの実験操作についての記述として正しいものを，①〜④より 1 つ選んで番号を答えよ。　12

① 　ホウレンソウの葉から色素の抽出液をつくるときには，ジエチルエーテルやエタノールなどの有機溶媒を用いる。

② 　展開液としては水とアセトンの混合液を用いる。

③ 　原点に抽出液をつけるときは，何度も繰り返すことなく 1 回だけつける。

④ 　展開液は TLC シートの原点が浸るくらいの量にする。

(2) 斑 a は原点から 10.2 cm の距離まで移動した。斑 a の光合成色素として適切なものを，①～⑥より 1 つ選んで番号を答えよ。　13

　① ネオキサンチン　　② ビオラキサンチン　　③ ルテイン

　④ クロロフィル a　　⑤ クロロフィル b　　⑥ カロテン

(3) 斑 b は原点から 6 cm の距離まで移動した。斑 b の色として適切なものを，①～④より 1 つ選んで番号を答えよ。　14

　① 赤色　　② 黄色　　③ 青緑色　　④ 褐色

3　遺伝子の発現に関する文章を読み，下記の問いに答えよ。

　遺伝情報は DNA に保存されている。DNA はヌクレオチドが多数連結した物質で，2 本のヌクレオチド鎖からなるらせん構造をとっている。DNA の塩基はアデニン（A），グアニン（G），シトシン（C），チミン（T）の 4 種類である。細胞分裂に先立って DNA は(a)複製され，2 つの娘細胞に分配される。

　遺伝子の発現の第一段階は(b)転写で，DNA の塩基配列を RNA に写しとる。RNA の塩基配列は 3 つで 1 つのアミノ酸を指定しており，この 3 つ組塩基を(c)コドンという。第二段階は翻訳で，コドンに対応したアミノ酸を連結していくことで，塩基配列からタンパク質のアミノ酸配列へと置き換えられる。

　こうした遺伝子の発現の流れはすべての生物に共通であるが，(d)原核生物と真核生物では異なる点もある。

問1　下線部 (a) の複製についての記述として正しいものを，①～④より 1 つ選んで番号を答えよ。　15

　① 複製は G_2 期に行われる。

　② DNA ポリメラーゼは 5′ 末端に新しいヌクレオチドを結合させることで，DNA を伸長していく。

　③ DNA ヘリカーゼによってプライマーが合成される。

　④ 2 本鎖がほどける方向と同じ方向に伸長していくヌクレオチド鎖をリーディング鎖という。

問2　下線部（b）の転写についての記述として**誤っているもの**を，①〜④より1つ選んで番号を答えよ。　16

① 転写開始点のトリプレットが指定するアミノ酸は必ずメチオニンである。

② 真核生物では基本転写因子も必要である。

③ 真核生物では転写終了直後のmRNAより，細胞質中のmRNAの方が塩基数は少ない。

④ RNAポリメラーゼがプロモーターに結合することで，転写が開始される。

問3　下線部（c）について，アミノ酸を指定しているコドンは何種類あるか。正しいものを，①〜④より1つ選んで番号を答えよ。　17

①　20種類　　②　60種類　　③　61種類　　④　64種類

問4　下線部（d）について，図1は原核生物である大腸菌における転写・翻訳の様子を模式的に示したものである。以下の問いに答えよ。

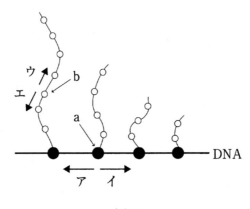

図1

(1) 図1において，aの●，bの○は何を示しているか。組合せとして正しいものを，①〜④より1つ選んで番号を答えよ。　18

	a	b
①	リボソーム	RNAポリメラーゼ
②	RNAポリメラーゼ	リボソーム
③	DNAリガーゼ	RNAポリメラーゼ
④	リボソーム	DNAリガーゼ

(2) a の移動方向（アかイか）と，b の移動方向（ウかエか）の組合せとして正しいものを，
①～④より 1 つ選んで番号を答えよ。 19

① ア，ウ ② ア，エ ③ イ，ウ ④ イ，エ

(3) 図 1 のような様子は真核生物では見られない。その理由として最も適切なものを，①～
③より 1 つ選んで番号を答えよ。 20

① 真核生物の DNA は線状だから。

② 真核生物の DNA はヒストンに巻き付いているから。

③ 真核生物の DNA は核内にあるから。

問 5 図 2 に大腸菌の遺伝子 x の非鋳型鎖（センス鎖）における 21 番目から 24 番目のアミノ
酸に対応している塩基配列を示した。この塩基配列に突然変異が生じた場合について，
正しいものを①～③より 1 つ選んで番号を答えよ。ただし，コドンの 1 番目が U，2 番目
が C のときは 3 番目の塩基が何であっても同じアミノ酸を指定するものとする。 21

1　　　5　　　10　　　塩基の番号
5'—TCTCTACCTATC—3'

図 2

① 左から 2 番目の C と 3 番目の T の間に T が挿入された場合，21 番目と 22 番目の
アミノ酸の種類は同じである。

② 左から 3 番目の T が欠失した場合，21 番目と 24 番目のアミノ酸の種類は異なる。

③ 左から 7 番目の C が T に置換した場合，23 番目のアミノ酸は 21 番目のアミノ酸と
は異なる種類である。

4 ヒトの組織に関する文章を読み，下記の問いに答えよ。

　いくつかの細胞が集まって組織を形成しており，組織は大きく 4 つに分けられる。 (a)上皮組織は，消化管などの内表面や体表面を覆っている組織で，細胞どうしが密着している。一方，(b)結合組織は細胞どうしが密着しておらず，細胞の間には細胞間物質とよばれる物質がある。 (c)神経組織はニューロンからなり，細胞間の興奮の伝達に関与している。 (d)筋組織は細長い筋繊維（筋細胞）からなり，収縮性をもち，運動に関与している。筋繊維内には多数の筋原繊維があり，　ア　から　ア　までをサルコメアという。サルコメアでは 2 つのアクチンフィラメントと 1 つのミオシンフィラメントが交互に規則正しく配列し積み重なっている。こうした組織が集まって器官をつくり，器官が集まって個体が完成する。

問 1　下線部 (a) について，上皮組織に属する細胞の説明として誤っているものを，①〜④より 1 つ選んで番号を答えよ。　22

　　① 気管の上皮細胞には繊毛がある。

　　② 小腸の上皮細胞は細胞どうしが密着結合によってぴったりとくっついている。

　　③ ヒトの皮膚の表面には角質層がある。

　　④ 上皮組織の細胞はすべて外胚葉に由来する。

問 2　下線部 (b) について，結合組織に属する血液と骨の説明として正しいものを，①〜④より 1 つ選んで番号を答えよ。　23

　　① 血液中で最も多い細胞は白血球である。

　　② 血しょう中に含まれるタンパク質の多くは肝臓で合成される。

　　③ 血液中の Ca^{2+} 濃度は，グルカゴンが骨に作用することで上昇する。

　　④ 脊椎骨は内胚葉に由来する。

問 3　下線部 (c) に関して，以下の問いに答えよ。

(1) 副交感神経の末端から放出される神経伝達物質として正しいものを，①〜⑥より 1 つ選んで番号を答えよ。　24

　　① アドレナリン　　　　② ノルアドレナリン　　　③ グルタミン酸

　　④ GABA（γアミノ酪酸）　⑤ アセチルコリン　　　⑥ セロトニン

(2) 興奮の伝導と伝達についての記述として正しいものを，①～④より 1 つ選んで番号を答えよ。　25

① 同じ温度であれば，伝導速度は，軸索が太いものより細いものの方が大きい。

② 局所電流（活動電流）は，細胞外では興奮部から静止部へと流れる。

③ 神経伝達物質の放出には Ca^{2+} が必要である。

④ 神経伝達物質の受容体は細胞質中に存在する。

問 4　下線部 (d) に関して，カエルの骨格筋を取り出し，左右を固定して電気刺激を与え最大の張力を発生させた。このときのサルコメアの長さと張力の関係は図 1 のようであった。以下の問いに答えよ。

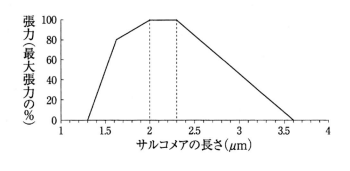

図 1

(1) 文章中の　ア　に入る語句として正しいものを，①～⑤より 1 つ選んで番号を答えよ。　26

①　Z 膜　　②　基底膜　　③　H 帯　　④　終板　　⑤　T 管

(2) 図 1 の結果より，アクチンフィラメント 1 本の長さが 1 μm とすると，ミオシンフィラメントの長さは何 μm か。正しいものを①～⑤より 1 つ選んで番号を答えよ。　27

①　1.3 μm　　②　1.6 μm　　③　2.0 μm　　④　2.3 μm

⑤　3.6 μm

(3) 張力が 50 ％ のとき，暗帯の長さは何 μm か。正しいものを①～⑥より 1 つ選んで番号を答えよ。　28

①　0.3 μm　　②　0.6 μm　　③　1.6 μm　　④　2.0 μm

⑤　2.3 μm　　⑥　2.9 μm

5　　生態系に関する文章を読み，下記の問いに答えよ。

　　生物の多様性には，　ア　多様性，　イ　多様性，生態系多様性と３つの階層がある。人間は生態系から食物や水のほか，建築資材や医薬品などの原料を得て生活している。地球環境は長い年数でみると大きく変化しているが，19 世紀以降は<u>人間の活動によって環境が急激に変化</u>しており，その変化に対応できない生物が絶滅の危機に瀕している。たとえば，現在，種名がつけられている生物はおよそ　ウ　種あり，その半分ほどを占める　エ　の 40 ％は減少しており，数十年で絶滅の可能性があるという研究結果もある。

問1　　文章中の　ア　，　イ　に入る語句の組合せとして正しいものを，①〜⑤より１つ選んで番号を答えよ。　29

	ア	イ
①	種	個体群
②	遺伝子	バイオーム
③	遺伝子	種
④	個体群	極相
⑤	バイオーム	極相

問2　　文章中の　ウ　に入る数値として正しいものを，①〜⑤より１つ選んで番号を答えよ。　30

　　①　10 万　　　②　100 万　　　③　200 万　　　④　1000 万　　　⑤　2000 万

問3　　文章中の　エ　に入る語句として正しいものを，①〜⑤より１つ選んで番号を答えよ。　31

　　①　昆虫類　　　②　魚類　　　③　哺乳類　　　④　ハ虫類　　　⑤　貝類

問4　　下線部に関して，人工的な生物種の移動によって，生態系が大きく変化することがある。節足動物である種 A は外来生物で，池や河川などの淡水域で急激に個体数が増加する場合があり，問題となっている。種 A について次の実験1〜実験3を行った。以下の問いに答えよ。

<実験1>　種Aは在来種のヤゴ（トンボの幼虫）やアカムシ（ユスリカの幼虫）などの動物のほか，水草など植物も摂食する雑食性である。水草は食べるため以外にも切断することが確認された。

<実験2>　同じ水槽を6つ用意し，3つには同量の水草を入れ（▓▓▓▓），3つには水草を入れなかった（▢▢▢▢）。さらに種Aの食物となるヤゴとアカムシを入れ，種Aの個体数比を1：2：4と変えてしばらく放置した。その後，種Aの成長率（体重の増加率）を調べると図1のようであった。なお，種Aの個体数が多いほど，水草は多く切断され，ヤゴとアカムシは減少していた。

<実験3>　実験2と同じ大きさの水槽に，同数の種Aとヤゴとアカムシを入れ，人工の水草（種Aに切断されない）の密度を変えてしばらく放置した。その後，種Aの成長率を調べると図2のようであった。このとき，人工の水草の密度が高いほど，ヤゴとアカムシの生存率は高かった。なお，「対照」は人工の水草も食物もない場合である。

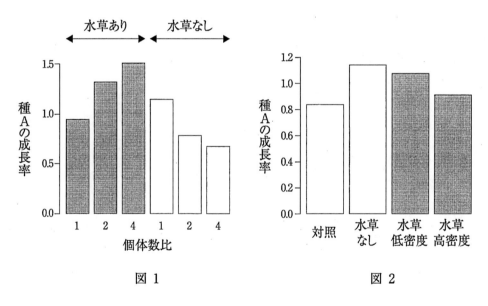

図1　　　　　　　　　　　図2

(1) 図1の説明として正しいものを，①〜④より1つ選んで番号を答えよ。　32

　　①　水草があるときは，個体群密度が高い方が成長率は低い。

　　②　水草がないときは，個体群密度が低い方が成長率は高い。

　　③　個体群密度が等しければ，水草がある方が成長率は高い。

　　④　個体群密度が等しければ，水草がない方が成長率は高い。

(2) 図1のような結果が得られた理由として最も適切なものを，①〜③より1つ選んで番号を答えよ。　33

① 水草がないときは，個体群密度が高くなるほど種Aの間で食物をめぐる競争が激しくなったため，成長率は低くなった。

② 同じ個体群密度でも，水草があるときはヤゴやアカムシ以外に水草も食物にできるため，成長率は高くなった。

③ 種Aの成長率は個体群密度によってのみ決まり，水草の有無は関係ないため。

(3) 図1と図2をふまえて，種Aの急激な増加を抑制し，在来種や環境を守る方法として正しいものを，①〜④より1つ選んで番号を答えよ。　34

① 水草をすべて除去する。

② ヤゴやアカムシなど種Aの食物となる動物を除去する。

③ もともと生息している水草のなかで，種Aに切断されにくい水草を植える。

④ 種Aの天敵となる動物を他の池や河川から運んできて導入する。

英　語

問題

(2科目　120分)

一般Ｂ

4年度

1　次の英文を読み下記の設問に答えなさい。

Microorganisms are also known as microbes. Over 95 percent of microbes are harmless, and many of them are (　1　) useful or even very good for us. The remaining 5 percent can cause illnesses such as colds, flu, and stomachaches. We often call microbes that harm us germs or bugs, but their scientific name is pathogens. (2)Microbes can enter our bodies in different ways, such as from the air, surfaces, water, food, and animals.

Many living things are made up of millions of cells, (　3　) bacteria consist of only one cell. They are unicellular. Cells are the smallest units of living matter, often called the building blocks of all living things. Some bacteria exist as single cells all the time; (　4　) bacteria cluster together in pairs, chains, or other groupings. Bacteria were (　5　) the first forms of life on Earth billions of years ago. They (6)were involved in creating the atmosphere that we breathe today.

There are thousands of different types of bacteria, but most of them are shaped like balls, rods, or spirals. Some bacteria also have parts called *flagella that look like little tails. They use flagella to push themselves through liquids. Some bacteria move around in water, in the air, or on passing animals. Some release a thin layer of *slime to *slither over, the way *slugs do. In addition, there are bacteria that always stay in roughly the same spot.

(7)Bacteria come in different shapes, but each cell has basically the same structure. Most have a thick outer covering called the cell wall that gives the cell its shape, like the *scaffolding around a building. Just inside the cell wall is the cell membrane. (8)This works like a gate to control what substances go in and out of the cell. Many bacteria also have *pili along their surface. Pili are like little hairs that (9)[bacteria / cling / help / to] surfaces. *Cytoplasm is the liquid that fills the cell.

(注) *flagella「鞭毛」　*slime「粘液」　*slither「くねくねと滑り進む」
　　*slug「ナメクジ」　*scaffolding「足場」　*pili「線毛」
　　*cytoplasm「細胞質」

（1） 空欄（ 1 ）に当てはまる語として最も適当なものを，下記の①～④の中から一つ選びなさい。

① actually　　② carelessly　　③ differently　　④ evenly

（2） 下線部（2）の意味に最も近いものを，下記の①～④の中から一つ選びなさい。

① It is unlikely that microbes will enter our bodies

② It is possible for microbes to enter our bodies

③ Microbes rarely invade our bodies

④ Our bodies prevent microbes from entering

（3） 空欄（ 3 ）に当てはまる語として最も適当なものを，下記の①～④の中から一つ選びなさい。

① but　　② so　　③ namely　　④ if

（4） 空欄（ 4 ）に当てはまる語として最も適当なものを，下記の①～④の中から一つ選びなさい。

① each　　② any　　③ every　　④ other

（5） 空欄（ 5 ）に当てはまる語として最も適当なものを，下記の①～④の中から一つ選びなさい。

① under　　② between　　③ during　　④ among

（6） 下線部（6）の意味に最も近いものを，下記の①～④の中から一つ選びなさい。

① contributed to　　② had nothing to do with

③ were dependent on　　④ were indifferent to

（7） 下線部（7）の意味に最も近いものを，下記の①～④の中から一つ選びなさい。

① Bacteria are shaped into a strange form

② The shape of bacteria is different from that of microbes

③ There are various shapes of bacteria

④ Bacteria enter different organisms

（8）　下線部 (8) の意味に最も近いものを，下記の①〜④の中から一つ選びなさい。

　　①　This uses energy to make a gate

　　②　This has a similar function to a gate

　　③　This prefers the structure of a gate

　　④　This can change into a gate when required

（9）　(9) の [　　] 内の単語を並べ替えて意味の通る英文にするとき，並べ替えた単語のうち3番目にくるものを，下記の①〜④の中から一つ選びなさい。

　　①　bacteria　　　②　cling　　　③　help　　　④　to

（10）　本文の内容に**一致する**ものを，下記の①〜④の中から一つ選びなさい。

　　①　Most microbes can cause various diseases.

　　②　Harmful microbes are called pathogens.

　　③　All bacteria have flagella, which they use to move around in water.

　　④　All bacteria have both cell walls and cell membranes.

2　次の各空欄に入れるのに最も適当なものを，それぞれ下記の①〜④の中から一つ選びなさい。

(11)　A: What would you recommend?

　　　B: (　　) beef stroganoff? It's the chef's special.

　　　① How come　　② How about　　③ What for　　④ Whether to

(12)　A: How many brothers and sisters do you have, Tim?

　　　B: I have two brothers. I wish I (　　) sisters, too.

　　　① had　　② was　　③ am having　　④ were

(13)　A: Do you like *natto*?

　　　B: No. I can't (　　) that smell and stickiness.

　　　① walk　　② run　　③ sit　　④ stand

(14)　A: Our daughter is going to take the entrance exams for five private schools.

　　　B: Entrance exams for elementary school? Is (　　) necessary to spend a lot of money on education at such an early age?

　　　① she　　② this　　③ it　　④ there

(15)　A: What's the best way to get to Haneda Airport from here?

　　　B: I suggest (　　) the monorail from Hamamatsucho.

　　　① taking　　② takes　　③ for you took　　④ you are taken

(16)　A: Do you mind if I open the window?

　　　B: Certainly (　　). It's better to let in fresh air.

　　　① minding　　② mindful　　③ so　　④ not

3　次の各空欄に入れるのに最も適当なものを，それぞれ下記の①〜④の中から一つ選び
なさい。

A mirror is a polished surface that reflects light. Most mirrors are （　17　）
glass with a shiny layer of metal behind it. We use mirrors in our homes and cars,
and mirrors are also found in many scientific instruments （　18　） microscopes.
Much bigger mirrors are used in telescopes and in solar power stations.

（　19　） you put an object (say, a mug) in front of a flat mirror, you see its
image in the mirror. The image is reversed, but it is the same size as the mug. When
you see your face in the mirror, it is （　20　） reversed, so you see a slightly different
face to how other people see you.

Not all mirrors are flat. *Convex mirrors are curved outwards. They make things
（　21　） smaller but give you a wider view. They are often used as driving mirrors
in cars and security mirrors in shops. *Concave mirrors curve inwards. They are
sometimes used as make-up or shaving mirrors, because they magnify things which
are close.

(注) *convex mirror「凸面鏡」　　*concave mirror「凹面鏡」

(17)　①　designed for　　②　produced by　　③　built on　　④　made of

(18)　①　as for　　②　as such　　③　such as　　④　so far

(19)　①　By　　②　If　　③　So　　④　Until

(20)　①　also　　②　ever　　③　either　　④　quite

(21)　①　looked　　②　looking　　③　look　　④　to look

数 学

問題
(2科目　120分)

$\boxed{\text{一般B}}$

4年度

$\boxed{1}$

(1) i を虚数単位とする。$3x^3 - 8x^2 + 28x - 3$ を $x^2 - 2x + 4$ で割った余りは $\boxed{アイ} x + \boxed{ウ}$ なので，$x = 1 + \sqrt{3}\,i$ のとき $3x^3 - 8x^2 + 23x - 3$ の値は $\boxed{エオ} + \boxed{カキ}\sqrt{3}\,i$ である。

(2) $x,\ y$ を自然数とする。$xy = 24$ をみたす組 $(x,\ y)$ は $\boxed{ク}$ 組ある。

また，$xy = 2x + 4y$ をみたす組 $(x,\ y)$ の中で x が最大となるのは，$(x,\ y) = \left(\boxed{ケコ},\ \boxed{サ} \right)$ である。

(3) $x > 0$ とする。$y = 2(\log_2 x)^2 + 5\log_2 x^2 + 16$ について，y の最小値は $\dfrac{\boxed{シ}}{\boxed{ス}}$ であり，

このときの x の値は $\dfrac{\sqrt{\boxed{セ}}}{\boxed{ソ}}$ である。

(4) $0 < \theta < \dfrac{\pi}{2}$ とする。$\tan\theta = 2\sqrt{6}$ のとき，$\cos\theta = \dfrac{\boxed{タ}}{\boxed{チ}}$，$\sin 2\theta = \dfrac{\boxed{ツ}\sqrt{\boxed{テ}}}{\boxed{トナ}}$ である。

2

1，2，3，4，5，6，7 の数字が 1 つずつ書かれた 7 枚のカードがある。

(1)　これらのカードをすべて左から右に 1 列に並べるとき，並べ方は全部で ニヌネノ 通りある。このうち，奇数が書かれたカードが奇数番目にある並べ方は ハヒフ 通り，偶数が書かれたカードが奇数番目にある並べ方は ヘホマ 通りある。

(2)　これらのカードを左から右に 1 列に並べるとき，偶数が書かれたカードが隣り合わない確率は $\dfrac{\text{ミ}}{\text{ム}}$ であり，偶数が書かれたカードが隣り合わないという条件のもとで偶数が書かれたカードが偶数番目に並ぶ確率は $\dfrac{\text{メ}}{\text{モヤ}}$ である。

(3)　7 枚のカードから 3 枚を取り出すとき，取り出したカードに書かれた数字の合計が取り出されなかったカードに書かれた数字の合計より大きくなる確率は $\dfrac{\text{ユ}}{\text{ヨ}}$ である。

3

O を原点とする座標平面において，方程式 $x^2+y^2-16x-12y+75=0$ の表す円を C とし，C の中心を A とする。

(1) A の座標は $\left(\boxed{ラ},\boxed{リ}\right)$，円 C の半径は $\boxed{ル}$ である。

(2) k を実数の定数とする。直線 L を $3x-4y=k$ とするとき，点 A と直線 L の距離は $\dfrac{|k|}{\boxed{レ}}$ と表され，直線 L が円 C と接するときの k の値は $\pm\boxed{ロワ}$ である。また，点 A を通り，L と直交する直線を L' とすると，L' は $y=\dfrac{\boxed{ンあ}}{\boxed{い}}x+\dfrac{\boxed{うえ}}{\boxed{お}}$ と表され，L' と C の交点の座標は $\left(\boxed{か},\boxed{きく}\right)$，$\left(\boxed{けこ},\boxed{さ}\right)$ である。

4

実数 x の関数を $f(x) = x^3 - 9x^2 + 24x$ とする。

(1)　$f(x)$ は $x =$ し のとき極大値 すせ をとり，$x =$ そ のとき極小値 たち を
とる。

(2)　O を原点とする座標平面において，曲線 $y = f(x)$ の O における接線の方程式は
$y =$ つて x であり，O を通り O を接点としない $y = f(x)$ の接線の方程式は

$y = \dfrac{\boxed{とな}}{\boxed{に}} x$ である。

(3)　$t > 0$ とする。$f(x)$ の $0 \leqq x \leqq t$ における最大値が極大値と等しくなるとき，定数 t
のとり得る値の範囲は ぬ $\leqq t \leqq$ ね である。

化 学

問題
（2科目　120分）

一般B

4年度

1　物質の構成と構造に関する，次の問1〜問5に答えよ。

問1　空気から純粋な窒素，酸素などの成分を分離するときに用いられている操作として最も適当なものを〔解答群〕から1つ選べ。 1

1 の〔解答群〕
① 再結晶　　② 昇華法　　　　　　　　③ 抽出
④ 分留　　　⑤ ペーパークロマトグラフィー　　⑥ ろ過

問2　同じ電子配置をもつイオンの組合せとして最も適当なものを〔解答群〕から1つ選べ。
2

2 の〔解答群〕
① Al^{3+}, F^-　　② Al^{3+}, S^{2-}　　③ Br^-, Cl^-
④ Cl^-, Mg^{2+}　⑤ F^-, Li^+　　⑥ Na^+, Li^+

問3　イオンに関する次の記述 a～c について，それらの正誤の組合せとして最も適当なものを〔解答群〕から1つ選べ。　3

　　a　原子の最外電子殻から1個の電子を取り去って1価の陽イオンにするときに放出されるエネルギーを（第一）イオン化エネルギーという。

　　b　原子が最外電子殻に1個の電子を受け取って1価の陰イオンになるときに必要なエネルギーを電気陰性度という。

　　c　元素の周期表で，同周期元素の原子を比較すると，電子親和力の値が最も大きい原子は17族元素の原子である。

3 の〔解答群〕

	a	b	c
①	正	正	正
②	正	正	誤
③	正	誤	正
④	正	誤	誤
⑤	誤	正	正
⑥	誤	正	誤
⑦	誤	誤	正
⑧	誤	誤	誤

問4　常温・常圧の状態で，展性・延性が最も大きい金属として最も適当なものを〔解答群〕から1つ選べ。　4

4 の〔解答群〕
　　①　アルミニウム　　②　カリウム　　③　金　　④　銀
　　⑤　鉄　　　　　　　⑥　銅

問5　常温・常圧の状態で，共有結合の結晶（共有結合結晶）をつくる物質として最も適当なものを〔解答群〕から1つ選べ。　5

5 の〔解答群〕
　　①　亜鉛　　②　塩化カリウム　　③　銀
　　④　ケイ素　　⑤　二酸化炭素　　⑥　硫酸アンモニウム

2   化学の基本計算に関する，次の問 1～問 4 に答えよ。

問 1   溶液の濃度に関する，次の (1)～(3) に答えよ。ただし，水酸化ナトリウム NaOH の
モル質量は 40.0 g/mol，標準状態（0 ℃，1.013×10^5 Pa）における気体のモル体積を
22.4 L/mol とする。

(1) 質量パーセント濃度が 8.00 ％の水酸化ナトリウム水溶液 250 g に溶解しているナトリウム
イオンの物質量〔mol〕として最も近いものを〔解答群〕から 1 つ選べ。　6

　6　の〔解答群〕

　　① 0.200 mol　　② 0.250 mol　　③ 0.500 mol

　　④ 0.800 mol　　⑤ 1.00 mol

(2) 0.100 mol/L のアンモニア水 250 mL に，標準状態（0 ℃，1.013×10^5 Pa）で 336 mL
を占めるアンモニア（気体）を通じて完全に溶解し，さらに水を加えて全体積が 400 mL
の水溶液を調製した。このアンモニア水のモル濃度〔mol/L〕として最も近いものを〔解
答群〕から 1 つ選べ。　7

　7　の〔解答群〕

　　① 0.100 mol/L　　② 0.125 mol/L　　③ 0.150 mol/L

　　④ 0.175 mol/L　　⑤ 0.200 mol/L

(3) 質量パーセント濃度が 20.0 ％の水酸化ナトリウム水溶液（密度 1.20 g/cm^3）に水を加
え，0.120 mol/L の水酸化ナトリウム水溶液 150 mL を調製するとき，必要な水酸化
ナトリウム水溶液の体積〔mL〕として最も近いものを〔解答群〕から 1 つ選べ。　8

　8　の〔解答群〕

　　① 2.50 mL　　② 3.00 mL　　③ 3.60 mL　　④ 4.50 mL　　⑤ 6.00 mL

問2　物質Aと物質Bの2種類の物質からなり，その質量比がA：B＝9：1の組成である固体混合物 100 g がある。この混合物から再結晶によって，純粋な物質Aのみを回収する実験操作を行った。この実験操作に関する，下の文中の空欄 9 ～ 11 に当てはまる数値として最も近いものをそれぞれの〔解答群〕から1つずつ選べ。ただし，図1は，固体A，Bの溶解度曲線であり，溶解度〔g/100 g 水〕は水 100 g に溶ける溶質の最大質量（g 単位）の数値である。また，A，Bはいずれも無水塩として水溶液中から析出し，A，Bは混合水溶液の溶質になっても，互いの溶解度に影響しないものとする。

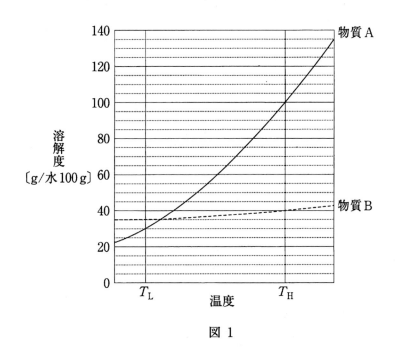

図 1

　固体混合物 100 g を温度 T_H の水に完全に溶解するためには 9 g 以上の水が必要である。 9 g の水に固体混合物 100 g を溶解した水溶液の温度を T_H から T_L に冷却すると，純粋な物質Aの固体結晶が 10 g 析出した。さらに温度を T_L に保ち，析出した固体結晶 10 g をろ過した。このときに得られたろ液中には，物質Aと物質Bが質量比でA：B＝ 11 ：1の割合で溶解していた。

9 の〔解答群〕

① 86　　② 90　　③ 100　　④ 125　　⑤ 180

10 の〔解答群〕

① 55　　② 63　　③ 70　　④ 78　　⑤ 84

11 の〔解答群〕

① 1.0　　② 2.0　　③ 2.7　　④ 3.5　　⑤ 4.2

問 3　化学変化と量的関係に関する，次の (1)～(3) に答えよ。ただし，標準状態（0℃，1.013×10^5 Pa）における気体のモル体積を 22.4 L/mol，原子量を O：16.0，Fe：56.0 とする。

鉄は工業的には，赤鉄鉱（主成分は Fe_2O_3）などの鉄鉱石をコークス（主成分は C），石灰石（主成分は $CaCO_3$）とともに溶鉱炉に入れ，溶鉱炉の下部から熱風を吹き込んで製造される。溶鉱炉内の赤鉄鉱はコークスから生成した一酸化炭素によって還元されて単体の鉄となる。このとき進行する化学変化は，以下の化学反応式で表すことができる。式中の $a \sim d$ は化学反応式の係数である。ただし，$a \sim d$ の中には，通常は省略される 1 も含まれている。また，溶鉱炉中において Fe_2O_3 は CO 以外の物質とは反応しないものとする。

$$a \ Fe_2O_3 \ + \ b \ CO \ \longrightarrow \ c \ Fe \ + \ d \ CO_2$$

(1) 化学反応式中の係数 $a \sim d$ の組合せとして最も適当なものを〔解答群〕から 1 つ選べ。　12

12 の〔解答群〕

	a	b	c	d
①	1	2	1	2
②	1	2	2	2
③	1	3	2	3
④	2	1	2	1
⑤	2	3	4	3

(2) 純度 100 ％の鉄を 500 kg 製造するときに必要な一酸化炭素の体積〔L〕として最も適当なものを〔解答群〕から 1 つ選べ。ただし，解答する気体の体積は標準状態（0℃，1.013×10^5 Pa）のときに占める体積とする。　13

13 の〔解答群〕

① 1.00×10^5 L　　② 2.00×10^5 L　　③ 3.00×10^5 L

④ 4.00×10^5 L　　⑤ 5.00×10^5 L

(3) 純度 100 ％ の鉄を 500 kg 製造するときに必要な赤鉄鉱の質量〔kg〕として最も適当なものを〔解答群〕から 1 つ選べ。ただし，用いる赤鉄鉱中に含まれる Fe_2O_3 の含有率（質量パーセント）は 84.0 ％ であり，この赤鉄鉱に含まれる Fe_2O_3 以外の不純物には鉄原子が含まれていないものとする。　$\boxed{14}$

$\boxed{14}$ の〔解答群〕

　　① 640 kg　　② 714 kg　　③ 800 kg　　④ 850 kg　　⑤ 975 kg

問 4　次の記述 a～c について，下線部のイオン，原子，または分子の物質量〔mol〕が大きい順に並んでいる不等式として最も適当なものを〔解答群〕から 1 つ選べ。ただし，原子量は，H：1.00，C：12.0，O：16.0，標準状態（0 ℃，$1.013×10^5$ Pa）における気体のモル体積を 22.4 L/mol，アボガドロ定数を $N_A＝6.00×10^{23}$ /mol とする。　$\boxed{15}$

　　a　3.00 g のヘプタン C_7H_{16} に含まれる<u>水素原子</u>

　　b　$3.00×10^{23}$ 個の酸素原子を含む<u>酢酸イオン</u>

　　c　標準状態（0 ℃，$1.013×10^5$ Pa）で 6.72 L を占める二酸化炭素に含まれる<u>酸素原子</u>

$\boxed{15}$ の〔解答群〕

　　①　a＞b＞c　　　②　a＞c＞b　　　③　b＞a＞c

　　④　b＞c＞a　　　⑤　c＞a＞b　　　⑥　c＞b＞a

$\boxed{3}$　物質の状態と変化に関する，次の問 1～問 4 に答えよ。

問 1　次の中和滴定の実験操作 1～4 に関する，下の (1)～(3) に答えよ。

　　操作 1　ガラス器具 X に 0.100 mol/L の水酸化ナトリウム水溶液を入れ，滴定前にコックを開け下端から少量の水酸化ナトリウム水溶液を流出させた。

　　操作 2　濃度不明の酢酸 CH_3COOH 水溶液 10.0 mL を正確にコニカルビーカーにはかり取り，これに 1～2 滴のフェノールフタレイン溶液を加えた。

　　操作 3　ガラス器具 X に入れた水溶液の液面が，器具の目盛り 0 と一致するように水溶液の量を調整した後，コニカルビーカーに入れた酢酸水溶液に水酸化ナトリウム水溶液を少量ずつ滴下して振り混ぜた。

　　操作 4　反応液がかすかに赤くなり，振り混ぜてもその色が消えなくなったところでコックを閉じ，ガラス器具 X 内の液面の目盛りを読み取った。

次の図 1 は，滴定後のガラス器具 X の液面を示したものである。このガラス器具 X の目盛りの最小値は 0.1 mL である。

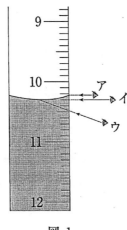

図 1

(1) ガラス器具 X の名称として最も適当ものを〔解答群〕から 1 つ選べ。 　16　

　16　 の〔解答群〕

　　① 滴下漏斗　　　　② ビュレット　　　③ ホールピペット
　　④ メスシリンダー　⑤ メスフラスコ

(2) ガラス器具 X の使用方法に関する次の記述 a〜c について，それらの正誤の組合せとして最も適当なものを〔解答群〕から 1 つ選べ。 　17　

　a　操作 1 で内壁が乾いていて，かつ清浄なときには，そのまま水酸化ナトリウム水溶液を入れてもよい。

　b　操作 1 で内壁が水で濡れているときには，使用する水酸化ナトリウム水溶液で内部を数回洗った後に同じ水溶液を入れる。

　c　操作 4 で液面の目盛りを読むときには図 1 のイの方向から読む。

　17　 の〔解答群〕

	a	b	c
①	正	正	正
②	正	正	誤
③	正	誤	正
④	正	誤	誤
⑤	誤	正	正
⑥	誤	正	誤
⑦	誤	誤	正
⑧	誤	誤	誤

（3）滴定された酢酸水溶液のモル濃度〔mol/L〕として最も近いものを〔解答群〕から 1 つ
　　選べ。　18

18　の〔解答群〕

　①　0.081 mol/L　　②　0.087 mol/L　　③　0.097 mol/L

　④　0.102 mol/L　　⑤　0.103 mol/L

問 2　二酸化硫黄 SO_2 が酸化剤としてはたらいている化学反応式として最も適当なものを
　　〔解答群〕から 1 つ選べ。　19

19　の〔解答群〕

　①　$SO_2 + CaO \longrightarrow CaSO_3$

　②　$SO_2 + Cl_2 + 2H_2O \longrightarrow H_2SO_4 + 2HCl$

　③　$SO_2 + H_2O \longrightarrow H_2SO_3$

　④　$SO_2 + 2H_2S \longrightarrow 3S + 2H_2O$

　⑤　$SO_2 + 2NaOH \longrightarrow Na_2SO_3 + H_2O$

問 3　次の図 2 は，純溶媒 A および溶媒 A に少量の不揮発性の非電解質を完全に溶解した溶
　　液 B をそれぞれ単位時間あたりの吸熱量が一定になるように冷却したときの冷却時間と
　　温度の関係を表したグラフである。このグラフに関する次の（1）と（2）に答えよ。

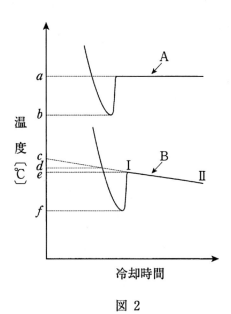

図 2

(1) 一般に，溶液の凝固点は純溶媒の凝固点より低くなる。この現象を凝固点降下といい，純溶媒の凝固点と溶液の凝固点の差を凝固点降下度という。純溶媒と溶液の温度〔℃〕を図2中の$a \sim f$で表すとき，溶液Bの凝固点降下度〔K〕として最も適当なものを〔解答群〕から1つ選べ。 20

20 の〔解答群〕

① $a-c$ ② $a-d$ ③ $a-e$ ④ $a-f$

⑤ $b-c$ ⑥ $b-d$ ⑦ $b-e$ ⑧ $b-f$

(2) 図2のグラフに関する次の記述a〜cについて，それらの正誤の組合せとして最も適当なものを〔解答群〕から1つ選べ。 21

   a　純溶媒Aが，温度a〔℃〕で一定温度になっているときには，すべての液体が凝固しており，固体状態のAのみが存在する。

   b　溶液Bを冷却したときに，グラフ上のⅠ〜Ⅱの区間で温度が低下しているのは，溶液濃度が上昇して凝固点降下が進行するためである。

   c　希薄な（0.1 mol/kg未満）溶液Bの凝固点降下度〔K〕は，溶液の質量モル濃度〔mol/kg〕に比例する。

21 の〔解答群〕

	a	b	c
①	正	正	正
②	正	正	誤
③	正	誤	正
④	正	誤	誤
⑤	誤	正	正
⑥	誤	正	誤
⑦	誤	誤	正
⑧	誤	誤	誤

問 4　次の図 3 は，塩化セシウム CsCl の結晶構造の単位格子を表している。この単位格子は立方体であり，その一辺の長さは 0.402 nm である。結晶中の Cs^+ のイオン半径を 0.181 nm とするとき，Cl^- のイオン半径〔nm〕として最も適当なものを〔解答群〕から 1 つ選べ。ただし，イオンはすべて歪みのない球であり，最も近い位置に存在するイオンどうしは互いに接しているものとする。また，必要であれば，$\sqrt{2}=1.41$，$\sqrt{3}=1.73$，$\sqrt{5}=2.24$ を用いて計算せよ。　22

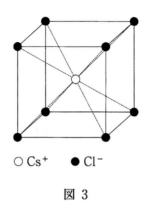

○ Cs^+　● Cl^-

図 3

22 の〔解答群〕

① 0.102 nm　② 0.135 nm　③ 0.167 nm　④ 0.186 nm

⑤ 0.204 nm　⑥ 0.221 nm　⑦ 0.277 nm　⑧ 0.333 nm

4　無機物質および有機化合物の性質と反応に関する，次の問 1 と問 2 に答えよ。

問 1　次の (1)〜(5) の記述に最も適する無機物質を〔解答群〕からそれぞれ 1 つずつ選べ。

(1) その水溶液はガラスの主成分である二酸化ケイ素を溶かすため，ポリエチレン容器に保存される。　23

(2) 水に溶けにくい白色の固体であるが，希塩酸，アンモニア水，水酸化ナトリウム水溶液のいずれにも溶解して無色の水溶液になる。　24

(3) 酸化剤・還元剤の両方のはたらきをし，さらに水に溶けるとその水溶液が酸性を示すので，酸性雨の原因物質でもある。　25

(4) 工業的にはアンモニアソーダ法で製造され，十水和物の固体結晶は乾いた空気中に放置すると風解する性質をもつ。　26

(5) 水に溶けにくく，酸とも反応しにくい安定な物質であり，X線を吸収する性質があるので，レントゲン撮影の造影剤としても使われる。 27

23 ～ 27 の〔解答群〕（重複選択不可）

① $Al(OH)_3$　　② $BaSO_4$　　③ HF　　④ H_2O_2

⑤ NH_3　　⑥ Na_2CO_3　　⑦ SO_2　　⑧ $Zn(OH)_2$

問2　次の (1)～(5) の記述に最も適する芳香族化合物の化学式を〔解答群〕からそれぞれ1つずつ選べ。

(1) 環状構造を構成する炭素原子に結合するH原子の1つをBr原子に置換した化合物が2種類考えられる。 28

(2) 固体結晶に二酸化炭素を加熱・加圧しながら作用させると，サリチル酸のナトリウム塩が生じる。 29

(3) 触媒を用いてプロペン（プロピレン）とベンゼンを反応させたときに生じる化合物であり，フェノールの工業的製造法の中間体である。 30

(4) ある芳香族化合物を混酸と反応させたときに生じる弱酸性の化合物であり，さらに混酸との反応が進むとピクリン酸が生じる。 31

(5) 炭酸水素ナトリウム水溶液に気体を発生しながら溶解し，塩化鉄(Ⅲ)水溶液を加えると赤紫色に呈色する。 32

28 ～ 32 の〔解答群〕（重複選択不可）

① ベンゼン環に $O-CO-CH_3$ と COOH が結合した化合物

② ベンゼン環に OH と NO_2 が結合した化合物

③ ベンゼン環に OH と $COOCH_3$ が結合した化合物

④ ベンゼン環に OH と COOH が結合した化合物

⑤ ベンゼン環に NO_2 が結合した化合物

⑥ ベンゼン環に $CH(CH_3)_2$ が結合した化合物

⑦ ベンゼン環に ONa が結合した化合物

⑧ ナフタレン

生　物

問題

（2科目　120分）

4年度

一般B

1　細胞に関する文章を読み，下記の問いに答えよ。

　生物を構成する単位は細胞で，<u>細胞の構成成分としては水が最も多くの割合を占め</u>，他(a)に，<u>炭水化物，タンパク質，脂質，無機物などが含まれている。</u>(b)

　地球上には動物，植物，細菌類などさまざまな生物が生息している。<u>表1は，脊椎動物の(c)A種，被子植物のB種，細菌類のC種における細胞の構造体ア～オを比較したものである。</u>表中の＋は構造体が確認される場合，－は構造体が確認されない場合を意味している。

　ゾウリムシは単細胞の真核生物で，淡水中に生息している。ゾウリムシには構造体ウ，エはなく，大きさの異なるアが2つある。また，動物の細胞には見られない細胞口や<u>収縮胞</u>など(d)の構造がある。

表1

種	構造体						
	ア	イ	中心体	ウ	エ	ゴルジ体	オ
i	＋	＋	－	＋	＋	＋	＋
ii	＋	＋	＋	－	－	＋	＋
iii	－	－	－	＋	－	－	＋

問1　下線部（a）について，動物細胞の構成成分として水の次に多い物質とその割合（重量比％）の組合せとして正しいものを，①～⑥より1つ選んで番号を答えよ。　1

①　炭水化物：10％　　　②　炭水化物：20％　　　③　タンパク質：15％

④　タンパク質：30％　　⑤　脂質：5％　　　　　　⑥　脂質：25％

問2　下線部（b）について，炭水化物・タンパク質・脂質に共通する構成元素として正しいものを，①～⑤より1つ選んで番号を答えよ。　2

①　C・O・N　　　　②　C・H・O　　　　③　C・H・O・S

④　C・H・O・P　　⑤　C・H・O・N・S・P

問3　下線部 (c) に関して，表1のア～オは【　】内に示した構造体のいずれかに当てはまる。以下の問いに答えよ。

【核，細胞壁，リボソーム，ミトコンドリア，葉緑体】

(1) 構造体オとして正しいものを，①～⑤より1つ選んで番号を答えよ。　│ 3 │

　　① 核　　　② 細胞壁　　　③ 葉緑体　　　④ リボソーム　　　⑤ ミトコンドリア

(2) 構造体ア～オのうち，二重膜構造をもつものの組合せとして正しいものを，①～④より1つ選んで番号を答えよ。　│ 4 │

　　① ア，イ，ウ　　　② ア，イ，エ　　　③ イ，ウ，エ
　　④ イ，エ，オ

(3) 表1のi～iiiとA種～C種の組合せとして正しいものを，①～⑥より1つ選んで番号を答えよ。　│ 5 │

	i	ii	iii
①	A種	B種	C種
②	A種	C種	B種
③	B種	A種	C種
④	B種	C種	A種
⑤	C種	A種	B種
⑥	C種	B種	A種

問4　下線部 (d) について，ゾウリムシを蒸留水，さまざまな濃度の食塩水に入れ，収縮胞の収縮周期を測定した。以下の問いに答えよ。

(1) ゾウリムシの収縮胞のはたらきは，ヒトのどの器官に該当するか。正しいものを，①～⑦より1つ選んで番号を答えよ。　│ 6 │

　　① 心臓　　　② 肺　　　③ 小腸　　　④ 骨格筋　　　⑤ 肝臓
　　⑥ 脳　　　　⑦ 腎臓

(2) 食塩水の濃度と収縮胞の収縮周期の関係を示したグラフとして正しいものを，①～④より 1 つ選んで番号を答えよ。　　7

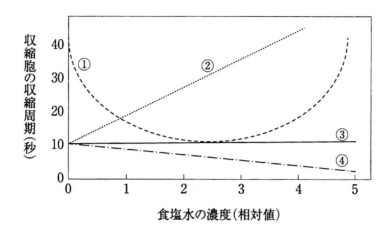

2　代謝に関する文章を読み，下記の問いに答えよ。

　生物の体内で起こるさまざまな化学反応を代謝という。代謝は (a)同化と異化に分けられ，代謝におけるエネルギーのやりとりには (b)ATP が用いられる。

　ヒトは空気を吸い込んで肺で酸素を取り込み，二酸化炭素を排出している。これは，細胞内で起こる異化の主要な反応である (c)呼吸で，酸素を消費して呼吸基質を二酸化炭素と水に完全に分解しているからである。(d)呼吸基質にはグルコースだけでなく，タンパク質や脂肪も用いられる。

問 1　下線部 (a) の同化についての記述として正しいものを，①～④より 1 つ選んで番号を答えよ。　　8

① 植物の光合成では，チラコイド膜内で炭水化物が合成される。

② シアノバクテリアの光合成では，バクテリオクロロフィルが光を吸収する。

③ 植物の窒素同化では，エネルギーを用いずにアミノ酸が合成される。

④ 化学合成細菌は，無機物の酸化により得たエネルギーで ATP を合成する。

問2　下線部 (b) について，次の a～c の現象のうち，直接 ATP を利用するものを過不足なく選んだものを，①～④より1つ選んで番号を答えよ。　　9

　　　a：細胞質流動（原形質流動）
　　　b：精子のべん毛運動
　　　c：カタラーゼによる過酸化水素の分解

　　　① a，b　　　② a，c　　　③ b，c　　　④ a，b，c

問3　下線部 (c) について，ミトコンドリアでは電子伝達系を電子が流れるときに，H^+ をマトリックスから膜間腔に輸送する。H^+ は濃度勾配に従って膜間腔からマトリックスへと ATP 合成酵素を通って移動し，そのときに ATP が合成される。電子伝達系について調べるため，ミトコンドリアを細胞から取り出し，次の実験1～実験2を行った。以下の問いに答えよ。

　　＜実験1＞　密閉容器を用い，リン酸の入った緩衝液（pH の変化を抑える溶液）にミトコンドリアを加えて懸濁液を作った。ミトコンドリアを加えてから2分後に十分量のコハク酸を添加したところ，酸素濃度は低下した。

　　＜実験2＞　5分後に ADP を添加したところ，10分後までは酸素濃度が大きく低下した。10分後からは酸素濃度は変化しなかった。

　　　以上の結果を図1に示した。

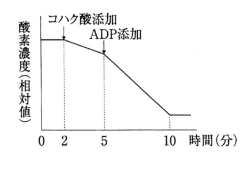

図 1

(1) コハク酸はクエン酸回路の中間代謝物である。実験1の結果が得られた理由として正しいものを，①～③より1つ選んで番号を答えよ。　　10

　　　① 還元型補酵素が合成され電子伝達系がはたらくようになったから。

　　　② コハク酸と酸素が結合したから。

　　　③ クエン酸回路で酸化型補酵素が合成されたから。

(2) 実験 2 の結果からわかることとして正しいものを，①～③より 1 つ選んで番号を答えよ。
    11

　　① ATP 合成と電子伝達系の進行は関連していない。

　　② ATP 合成が進むと電子伝達系も進みやすくなる。

　　③ ATP 合成が進まないと電子伝達系は進みやすくなる。

(3) 10 分後の懸濁液にはコハク酸とリン酸が存在していたが，それ以降，酸素濃度は低下しなかった。ここに，ある物質を添加すると酸素濃度は低下する。ある物質として正しいものを，①～④より 1 つ選んで番号を答えよ。　12

　　① グルコース　　　② クエン酸　　　③ コハク酸　　　④ ADP

問 4　下線部 (d) について，以下の問いに答えよ。

(1) 哺乳類において，タンパク質が呼吸基質として用いられた場合に生じる物質として**誤っ
ているもの**を，①～④より 1 つ選んで番号を答えよ。　13

　　① 二酸化炭素　　　② 水　　　③ アンモニア　　　④ 尿酸

(2) 脂肪が呼吸基質として用いられた場合の呼吸商として最も近いものを，①～⑤より 1 つ選んで番号を答えよ。　14

　　① 0.6　　　② 0.7　　　③ 0.8　　　④ 0.9　　　⑤ 1.0

3 　遺伝と発生に関する文章を読み，下記の問いに答えよ。

　ショウジョウバエは ゲノムの塩基配列がわかっている生物の１つで，遺伝子や発生のモ
(a)
デル生物として研究されている。

　ショウジョウバエの卵割は表面だけで起こるので表割とよばれる。これは，細胞質分裂を妨
げる ア が卵の中央に局在しているためである。受精卵はまず 核分裂だけを行い，その
(b)
後核は表面へと移動する。これらの核は卵の細胞質に存在した イ の影響を受けており，
前方と後方の核では発現する遺伝子に違いが生じる。つまり，ショウジョウバエにおいて前後
軸は受精前に決まっており，後方を決める イ は ウ mRNA である。さらに，複数の体
節に分かれていくが，それには 分節遺伝子が順番通りにはたらくことが重要である。
(c)

問１　下線部 (a) に関して，ゲノムについての記述として正しいものを，①〜④より１つ選ん
で番号を答えよ。 15

　①　ヒトのゲノムには 30 億個の遺伝子が存在する。

　②　ヒトのゲノム中には遺伝子ではない領域も含まれる。

　③　ヒトの受精卵には 23 セット分のゲノムが含まれている。

　④　ヒトの同性間では，ゲノムの塩基配列はすべて等しい。

問２　文章中の ア 〜 ウ に入る語句の組合せとして正しいものを，①〜⑥より１つ選
んで番号を答えよ。 16

	ア	イ	ウ
①	中心体	母性因子	ナノス
②	中心体	形成体	ビコイド
③	卵膜	母性因子	ビコイド
④	卵膜	形成体	ナノス
⑤	卵黄	母性因子	ナノス
⑥	卵黄	形成体	ビコイド

問３　下線部 (b) に関して，動物の体細胞 (2n) における細胞分裂についての記述として正し
いものを，①〜④より１つ選んで番号を答えよ。 17

　①　前期には染色体が凝縮して太くなり，紡錘体が完成する。

　②　中期には染色体が縦裂して両極へ移動する。

　③　後期には中心体が複製されて両極へ移動する。

　④　終期には染色体は細い糸状になり，核膜や核小体が出現する。

問4　下線部（c）について，分節遺伝子 A，B，C が胚の発生にどのように関わりあっている
かを調べるため，実験を行った。以下の問いに答えよ。

<実験1>　同じ発生時期の胚において，遺伝子 A，B，C が発現している領域を調べた。
その結果，図1の上のようであった。

<実験2>　実験1と同じ時期の胚である図1の（ⅰ）〜（ⅳ）の個体について，遺伝子 A
の発現を調べたところ，図1の下のようであった。

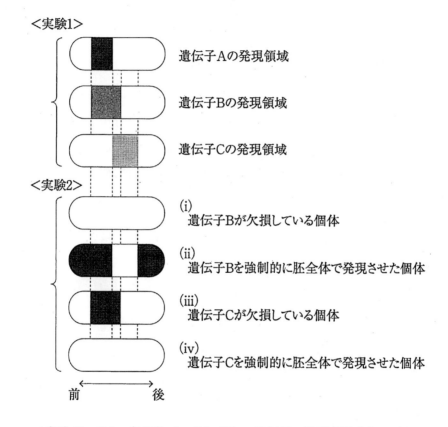

<実験1>では，各個体でのそれぞれの遺伝子の発現領域を色で示し，
<実験2>では，各個体での遺伝子 A の発現領域を黒色で示し，白い
部分は遺伝子 A の発現が見られなかったことを示している。

図 1

(1) 分節遺伝子のはたらく順として正しいものを，①～⑥より1つ選んで番号を答えよ。
　　18

①　ギャップ　→　ペアルール　→　セグメントポラリティ

②　ギャップ　→　セグメントポラリティ　→　ペアルール

③　ペアルール　→　セグメントポラリティ　→　ギャップ

④　ペアルール　→　ギャップ　→　セグメントポラリティ

⑤　セグメントポラリティ　→　ペアルール　→　ギャップ

⑥　セグメントポラリティ　→　ギャップ　→　ペアルール

(2) 分節遺伝子がコードするタンパク質のはたらきとして正しいものを，①～④より1つ選んで番号を答えよ。　19

①　別の遺伝子の転写調節領域に結合して，転写の調節を行う。

②　別の遺伝子のプロモーター領域に結合して，翻訳の促進を行う。

③　別の遺伝子のオペレーター領域に結合して，転写の抑制を行う。

④　別の遺伝子により合成されたmRNAに結合し，翻訳の促進を行う。

(3) 実験1，2より，遺伝子Aと遺伝子Bの関係として正しいものを，①～④より1つ選んで番号を答えよ。　20

①　遺伝子Aは遺伝子Bの発現を促進する。

②　遺伝子Aは遺伝子Bの発現を抑制する。

③　遺伝子Bは遺伝子Aの発現を促進する。

④　遺伝子Bは遺伝子Aの発現を抑制する。

(4) 実験1，2より，遺伝子Aと遺伝子Cの関係として正しいものを，①～④より1つ選んで番号を答えよ。　21

①　遺伝子Aは遺伝子Cの発現を促進する。

②　遺伝子Aは遺伝子Cの発現を抑制する。

③　遺伝子Cは遺伝子Aの発現を促進する。

④　遺伝子Cは遺伝子Aの発現を抑制する。

4   神経系に関する文章を読み，下記の問いに答えよ。

神経系はニューロンとそれを取り巻く ア 細胞からなり，興奮して情報を伝える役割は
ニューロンが担っている。静止状態のニューロンの軸索では，膜電位は外側に対して内側
が イ となっている。これを静止電位という。静止状態の部位に ウ が流れてくる
と，(a)チャネルが開きイオンが移動することで膜電位が逆転する。そして，やや遅れて (b)チャ
ネルが開きイオンが移動することで膜電位は再び元に戻る。この一連の電位変化を活動電位と
いう。

ヒトの神経系は，中枢神経系と末梢神経系に分けられる。(c)中枢神経系は脳と脊髄からな
り，脳はさらに大脳・中脳・小脳・間脳・延髄に分けられる。(d)間脳の視床下部は，恒常性の
維持における最高中枢としてはたらいている。

問1   文章中の ア ～ ウ に入る語句の組合せとして正しいものを，①～⑥より1つ選
んで番号を答えよ。 22

	ア	イ	ウ
①	ランビエ	正	局所電流（活動電流）
②	ランビエ	負	局所電流
③	ランビエ	正	跳躍電流
④	グリア	負	跳躍電流
⑤	グリア	正	跳躍電流
⑥	グリア	負	局所電流

問2   下線部 (a)，(b) について，以下の問いに答えよ。

(1) (a) と (b) それぞれにおけるイオンの移動として正しいものを，①～④より1つ選んで
番号を答えよ。 23

①   (a) は Na^+ が細胞外へ，(b) は K^+ が細胞内へ移動する。

②   (a) は Na^+ が細胞内へ，(b) は K^+ が細胞外へ移動する。

③   (a) は K^+ が細胞外へ，(b) は Na^+ が細胞内へ移動する。

④   (a) は K^+ が細胞内へ，(b) は Na^+ が細胞外へ移動する。

(2) (a) と (b) それぞれのチャネルは，一度反応した後はしばらく不活性な状態となるため，
新たな活動電位を発生しない。この時期を何というか。正しいものを，①～④より1つ
選んで番号を答えよ。 24

① 不応期   ② 弛緩期   ③ 潜伏期   ④ 臨界期

問 3　下線部 (c) に関して，中枢神経系についての記述として正しいものを，①〜④より 2 つ選んで番号を答えよ。　25

　　①　大脳の皮質は灰白質であるが，脊髄の皮質は白質である。

　　②　大脳の髄質は灰白質であるが，脊髄の髄質は白質である。

　　③　大脳・中脳・脊髄は反射の中枢としてはたらく。

　　④　脊髄の背根は感覚神経が，腹根は運動神経が通る。

問 4　下線部 (d) に関して，尿量は体内の浸透圧によって変化する。表 1 は健康なヒトの血しょう・原尿・尿成分の比較である。以下の問いに答えよ。

表 1

	血しょう (%)	原尿 (%)	尿 (%)
タンパク質	7〜9	0	0
グルコース	0.1	0.1	0
尿素	0.03	0.03	2
Na^+	0.3	0.3	0.35
クレアチニン	0.001	0.001	0.075

(1) タンパク質が尿中に含まれていない理由として正しいものを，①〜④より 1 つ選んで番号を答えよ。　26

　　①　ボーマンのうから細尿管へと移動しないから。

　　②　糸球体からボーマンのうへと移動しないから。

　　③　細尿管ですべて再吸収されるから。

　　④　集合管ですべて再吸収されるから。

(2) 表 1 中の物質のなかで最も濃縮率が高いものを，①〜⑤より 1 つ選んで番号を答えよ。　27

　　①　タンパク質　　　②　グルコース　　　③　尿素　　　④　Na^+

　　⑤　クレアチニン

(3) 1 日に 1.5 L の尿が生成され，原尿が 180 L 生成された。このときの尿素の再吸収量 (g) はいくらか。正しいものを，①〜⑥より 1 つ選んで番号を答えよ。なお，原尿，尿ともに 1 g/mL とする。　28

　　①　54 g　　　②　30 g　　　③　24 g　　　④　5.4 g　　　⑤　3.0 g　　　⑥　2.4 g

5　　生態系に関する文章を読み，下記の問いに答えよ。

　　陸上でどのような植生となるかは，主に降水量と平均気温によって決まる。火山の噴火後などの裸地には土壌がなく，最初に進入するのは　ア　など厳しい環境で生育できる植物である。その後，土壌の形成が進むにつれて，草原，森林と遷移が進行する。遷移が進行する(a)と，(b)日本では森林が成立するが，世界的にみると平均気温が十分でも降水量が少ない地域であれば　イ　や　ウ　となり，木本は少ないかほぼ見られない。植生によってそこに生育できる動物の種も決まるため，(c)温暖化により植生が変化すると，動物も含めて生態系には大きな影響が出る。

問1　文章中の　ア　にあてはまる植物とその特徴の組合せとして正しいものを，①〜④より1つ選んで番号を答えよ。　29

	植物	特徴
①	コケ植物	胞子で増える
②	コケ植物	クロロフィルをもたない
③	シダ植物	種子で増える
④	シダ植物	重複受精を行う

問2　下線部 (a) に関して，遷移についての記述として**誤っているもの**を，①〜④より1つ選んで番号を答えよ。　30

① 　二次遷移は一次遷移より進行のスピードが速い。
② 　二次遷移とは，土壌のあるところから進行する遷移である。
③ 　湿性遷移とは，陸地から川や池に変化する遷移である。
④ 　乾性遷移とは，水辺ではなく陸地から始まる遷移である。

問3　下線部 (b) に関して，日本の関東から九州にかけての平野部に成立する森林において，遷移が十分に進んだ状態の優占種として正しいものを，①〜⑥より1つ選んで番号を答えよ。　31

① 　スダジイ　　② 　トウヒ　　③ 　ブナ　　④ 　トドマツ
⑤ 　アコウ　　⑥ 　カエデ

問4　文章中の　イ　・　ウ　にあてはまる語句の組合せとして正しいものを，①～⑤より
1つ選んで番号を答えよ。　32

	イ	ウ
①	サバンナ	ステップ
②	サバンナ	マングローブ
③	ツンドラ	ステップ
④	ツンドラ	マングローブ
⑤	ステップ	マングローブ

問5　下線部 (c) に関して，図1は日本における緯度と標高に伴うバイオームの分布を示した
ものである。海抜が100 m 上昇すると0.6℃気温が低下することを考慮して，以下の問
いに答えよ。

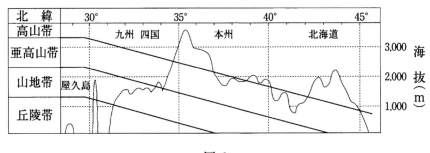

図 1

(1) 平均気温が3℃上昇すると，バイオームの境となる海抜は何 m 変化するか。正しいも
のを，①～④より1つ選んで番号を答えよ。　33

①　100 m 下がる　　　②　100 m 上がる　　　③　500 m 下がる

④　500 m 上がる

(2) 緯度が1度上がると，バイオームの境となる海抜はおおよそ何 m 下がるか。正しいも
のを，①～⑤より1つ選んで番号を答えよ。　34

①　10 m　　　②　170 m　　　③　250 m　　　④　500 m　　　⑤　1000 m

英　語

問題

（2科目　120分）

一般C

4年度

1　次の英文を読み下記の設問に答えなさい。

Why is it that some people live to be over a hundred, while most of us die much sooner? Well, if your parents and grandparents lived a long time, you have a good chance of living a long time, too. (1)How long you live also depends on where you live. A person who lives in a city in a developed country will probably live longer than a person who lives in an area without access to clean water and healthy food.

(2)We have no control over our past relatives, and most people have little control over where they live. So what can you do to （　3　） more years to your life? You can make healthy choices. That means eating healthy foods and getting enough exercise.

Being overweight may make your life shorter because you (4)have a higher chance to have health problems. So, you can start by changing what you eat. Eat less red meat. （　5　）, eat chicken or fish. Fish is really good for helping you live a longer life. You should also eat lots of vegetables and make sure you are getting all (6)[you / the vitamins / need / of]. And, of course, do not eat too much junk food.

You also need to get enough exercise. There are different types of exercise. Some exercise is good for the heart. If you (7)get out of breath when you exercise, it is good for your heart. Other types of exercise are good for making you stronger. Lifting weights is a good example. You should try to exercise for about thirty minutes every day.

(8)Along with taking care of your body, you also have to take care of your mind. Do not work too hard. Try to （　9　） and do something fun each day. If you follow these simple rules, you have a good chance of living a long time.

Reading for Speed and Fluency 3

（1）下線部 (1) の意味に最も近いものを，下記の①〜④の中から一つ選びなさい。

① The place you live also has a lot to do with your lifestyle

② You should also decide where to live according to your age

③ It is also better not to live in the same place for many years

④ Your living environment also affects the length of your life

（2）下線部 (2) の意味に最も近いものを，下記の①〜④の中から一つ選びなさい。

① We cannot be aware of what has already happened

② We are not allowed to forget past events

③ We cannot choose what family we are born into

④ It is impossible for us to meet our ancestors

（3）空欄（ 3 ）に当てはまる単語として最も適当なものを，下記の①〜④の中から一つ選びなさい。

① lose　　② spend　　③ add　　④ count

（4）下線部 (4) の意味に最も近いものを，下記の①〜④の中から一つ選びなさい。

① are more likely to have　　② are slower to have

③ are more aware of having　　④ are more distant from having

（5）空欄（ 5 ）に当てはまる単語として最も適当なものを，下記の①〜④の中から一つ選びなさい。

① Still　　② Yet　　③ Despite　　④ Instead

（6）(6) の [　] 内の語（句）を並べ替えて意味の通る英文にするとき，並べ替えた語（句）のうち3番目にくるものを，下記の①〜④の中から一つ選びなさい。

① you　　② the vitamins　　③ need　　④ of

（7）下線部 (7) の意味として最も適当なものを，下記の①〜④の中から一つ選びなさい。

① 息を切らす　　② 息をひそめる

③ 呼吸を整える　　④ 深呼吸をする

（8）下線部 (8) の意味に最も近いものを，下記の①〜④の中から一つ選びなさい。

① In terms of　　② In addition to

③ By means of　　④ Except for

（9） 空欄 （ 9 ） に当てはまる単語として最も適当なものを，下記の①〜④の中から
一つ選びなさい。

① suffer   ② relax   ③ quit   ④ exert

（10） 本文の内容に**一致しない**ものを，下記の①〜④の中から一つ選びなさい。

① Some people live much longer than others.

② You should be careful not to eat too much red meat.

③ Exercising for half an hour a day is not enough to keep healthy.

④ It is not good for your health to work too hard.

2　　次の各空欄に入れるのに最も適当なものを，それぞれ下記の①～④の中から一つ選びなさい。

(11)　A: That eight-year-old girl solved this math problem in five minutes.

　　　B: Wow! That's (　　).

　　　① early　　　② astonish　　　③ surprising　　　④ amazed

(12)　A: (　　) come you went to work on Sunday?

　　　B: There was an urgent meeting about how to spend the budget.

　　　① Where　　　② What　　　③ Why　　　④ How

(13)　A: You look (　　). What's up?

　　　B: Nothing in particular. I just love this time of the year.

　　　① happy　　　② happily　　　③ happiness　　　④ like happy

(14)　A: Do you practice the guitar every day?

　　　B: Yes, I practice every day no matter (　　).

　　　① how I am busy　　　② how busy I am

　　　③ busy how I am　　　④ I am how busy

(15)　A: Well, then, goodbye. Take care of yourself.

　　　B: Thank you very much for inviting me today. I'm looking forward (　　) you again.

　　　① see　　　② seeing　　　③ to see　　　④ to seeing

(16)　A: What will you do tomorrow if it (　　)?

　　　B: Maybe I'll watch movies at home most of the day.

　　　① rains　　　② rainy　　　③ will rain　　　④ going to be rain

3　次の各空欄に入れるのに最も適当なものを，それぞれ下記の①～④の中から一つ選び
なさい。

Most *ecosystems are （　17　） — their different parts work together well. When people change one part of an ecosystem, they can damage other parts of it. Sometimes they damage the whole ecosystem. It is important to protect our ecosystems.

People change ecosystems in different ways. They cut down trees for wood, and they clear *grassland to build streets and homes. （　18　） plants to use for homes and food, animals in an ecosystem move away or die. People also *pollute ecosystems and this is dangerous for the plants and animals that live there.

When people catch animals for food, they change ecosystems, too. When fishermen take too many fish from the ocean, they damage ocean food chains. If new animals are brought into an ecosystem, they can （　19　） animals that already live there. For example, when farmers put *herds of cows or goats on grassland, these animals eat the grass and wild grassland animals starve.

Global warming is （　20　） temperatures on Earth are very slowly becoming warmer. Many scientists say that this is because gases like *carbon dioxide from factories, cars, and machines are changing Earth's atmosphere. When temperatures change, this can change ecosystems. （　21　）, when ocean temperatures get too warm, *corals slowly die.

(注) *ecosystem「生態系」　*grassland「草原，放牧地」　*pollute「～を汚染する」
*herd「群れ」　*carbon dioxide「二酸化炭素」　*coral「サンゴ」

Caring for Our Planet

(17)　① disturbed　② incomplete　③ balanced　④ artificial

(18)　① Without　② Thanks to　③ In spite of　④ Unlike

(19)　① accept　② find　③ support　④ kill

(20)　① what　② before　③ occur　④ the way

(21)　① However　② For example　③ Moreover　④ On the other hand

数　学

問題

（2科目　120分）

4年度

一般C

1

(1) $x=\sqrt{7+\sqrt{48}}$ とする。x を2重根号を外して表すと $x=\boxed{ア}+\sqrt{\boxed{イ}}$ となる。

また $x+\dfrac{1}{x}=\boxed{ウ}$, $x^3+\dfrac{1}{x^3}=\boxed{エオ}$ となる。

(2) 事象 A が起きる確率は $\dfrac{2}{3}$，事象 B が起きる確率は $\dfrac{3}{4}$ であり事象 A, B のうち少なくとも一方が起きる確率は $\dfrac{5}{6}$ であるという。

このとき，事象 A, B の両方が起きる確率は $\dfrac{\boxed{カ}}{\boxed{キク}}$ である。また，事象 A が起きたとき事象 B が起きない確率は $\dfrac{\boxed{ケ}}{\boxed{コ}}$ である。

（3） AD∥BC で，AB＝8，BC＝9，CD＝7，DA＝4 である台形 ABCD において

$$\cos \angle ABC = \frac{\boxed{サ}}{\boxed{シ}}$$

であり，台形 ABCD の面積は $\boxed{スセ}\sqrt{\boxed{ソ}}$ である。

また

$$BD = \boxed{タ}\sqrt{\boxed{チ}}$$

であり

$$\cos \angle BCD = \frac{\boxed{ツ}}{\boxed{テ}}$$

である。

（4） x は $-4 \leqq x \leqq -1$ のすべての実数値をとるとする。

$t = x^2 + 6x + 10$ とするとき

$$t = \left(x + \boxed{ト}\right)^2 + \boxed{ナ}$$

と変形することができるから，t のとり得る値の範囲は

$$\boxed{ニ} \leqq t \leqq \boxed{ヌ}$$

である。

さらに，k を $k \geqq 3$ である定数とし

$$y = (x^2 + 6x + 10)^2 - 2k(x^2 + 6x + 10) + 18$$

とすると，y は $x = \boxed{ネノ}$ のとき最大値をとり，この最大値が 9 であれば $k = \boxed{ハ}$ である。

2

$0 \leqq x < 2\pi$ とする。a, b を実数の定数とし

$$f(x) = a\sin x + b\cos x + 1$$

とする。

(1) $a = b = 1$ のとき

$$f(x) = \sqrt{\boxed{\text{ヒ}}}\, \sin\left(x + \dfrac{\boxed{\text{フ}}}{\boxed{\text{ヘ}}}\pi\right) + \boxed{\text{ホ}} \quad \left(\text{ただし, } \boxed{\text{フ}} < \boxed{\text{ヘ}}\right)$$

と表すことができるから，$f(x)$ のとり得る値の範囲は

$$\boxed{\text{マ}} - \sqrt{\boxed{\text{ミ}}} \leqq f(x) \leqq \boxed{\text{マ}} + \sqrt{\boxed{\text{ミ}}}$$

である。

(2) $a = 3$, $b = 4$ のとき

$$f(x) = \boxed{\text{ム}}\, \sin(x + \alpha) + \boxed{\text{メ}} \quad \left(\text{ただし, } \cos\alpha = \dfrac{\boxed{\text{モ}}}{\boxed{\text{ヤ}}}, \ \sin\alpha = \dfrac{\boxed{\text{ユ}}}{\boxed{\text{ヨ}}}\right)$$

と表すことができるから，$f(x)$ のとり得る値の範囲は

$$\boxed{\text{ラリ}} \leqq f(x) \leqq \boxed{\text{ル}}$$

である。

(3) $b = 1$ のとき，方程式 $f(x) = 5$ を満たす x の値が存在するための定数 a のとり得る値の範囲は

$$a \leqq -\sqrt{\boxed{\text{レロ}}}, \quad \sqrt{\boxed{\text{レロ}}} \leqq a$$

である。

3　x, y は自然数とするとき

(1)　$13x - 17y = 1$　……①

が成り立つとき，①を満たす自然数 x, y に対して，$x + y$ の最小値は $\boxed{ワ}$，小さい方から数えて 3 番目の値は $\boxed{ンあ}$ である。

　　また

$$13x - 17y = 3 \quad ……②$$

が成り立つとき，②を満たす自然数 x, y に対して，$x + y$ の最小値は $\boxed{いう}$，小さい方から数えて 3 番目の値は $\boxed{えお}$ である。

(2)　x, y は①を満たす自然数（ただし，$x + y \neq 7$）とし

$$P = \frac{(x - y + 7)^2}{x + y - 7}$$

とするとき，P の最小値は $\dfrac{\boxed{かき}}{\boxed{くけ}}$ となる。

4　a を実数の定数とする。3 次曲線

$$y = x(x-1)(x-3) \quad \cdots\cdots ①$$

と直線

$$y = ax \quad \cdots\cdots ②$$

について

(1)　①，②が接するとき a の値は小さい順に $\boxed{こさ}$，$\boxed{し}$ となるが，接点の座標は $a = \boxed{こさ}$ のとき $\left(\boxed{す}, \boxed{せそ} \right)$，　$a = \boxed{し}$ のとき $\left(\boxed{た}, \boxed{ち} \right)$ となる。

また，①，②が異なる 3 点で交わるとき，a のとり得る値の範囲は

$$\boxed{つて} < a < \boxed{と}, \quad \boxed{な} < a$$

である。

(2)　①，②が異なる 3 点で交わるとき，これら 3 点を x 座標の小さい順に A，B，C とすると，点 B が線分 AC の中点になるときの a の値は $\dfrac{\boxed{にぬ}}{\boxed{ね}}$ である。

化 学

問題

（2科目 120分）

一般C

4年度

1 物質の構成と構造に関する，次の問1〜問5に答えよ。

問1 下の図は，海水から純水を分離するための蒸留装置である。この蒸留の実験操作として**適当ではないもの**を〔解答群〕から1つ選べ。 1

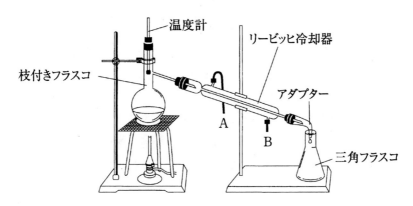

1 の〔解答群〕

① 海水が突発的に沸騰することを防ぐため沸騰石を入れる。

② 海水を入れる量は枝付きフラスコの半分以下にする。

③ 温度計の球部はフラスコの枝の付け根の付近にする。

④ リービッヒ冷却器に流す冷却水はAからBの向きに流す。

⑤ 三角フラスコとアダプターの間は密栓をしない。

問2 原子またはイオン中に含まれる粒子の数が互いに**等しくないもの**の組合せを〔解答群〕から1つ選べ。 2

2 の〔解答群〕

① ^{35}Cl と ^{37}Cl の陽子数　　　② ^{14}C と ^{16}O の中性子数

③ ^{40}Ar と ^{40}Ca の質量数　　　④ K^+ と S^{2-} の電子数

⑤ He と Ne の最外殻電子数　　　⑥ H と F の原子価

問3　化学式が，分子式でなく組成式で表され，陽イオンと陰イオンの個数の比が 1：2 となる化合物を〔解答群〕から 1 つ選べ。　3

3 の〔解答群〕

① 二酸化炭素　　② 酸化ナトリウム　　③ 塩化カルシウム

④ 硫酸アンモニウム　　⑤ 硝酸カリウム　　⑥ 炭酸マグネシウム

問4　電気伝導性を示さない物質として最も適当なものを〔解答群〕から 1 つ選べ。　4

4 の〔解答群〕

① アルミニウム　　② 黒鉛　　③ 融解した塩化ナトリウム

④ カルシウム　　⑤ 白金　　⑥ 二酸化ケイ素

問5　分子の形と極性に関する次の記述 a〜c について，それらの正誤の組合せとして最も適当なものを〔解答群〕から 1 つ選べ。　5

a　水 H_2O 分子は直線形であるが，結合に極性があり，極性分子である。

b　アンモニア NH_3 分子は三角すい形であり，結合に極性があり，極性分子である。

c　メタン CH_4 分子は正四面体形であり，結合に極性がなく，無極性分子である。

5 の〔解答群〕

	a	b	c
①	正	正	正
②	正	正	誤
③	正	誤	正
④	正	誤	誤
⑤	誤	正	正
⑥	誤	正	誤
⑦	誤	誤	正
⑧	誤	誤	誤

2　化学の基本計算に関する，次の問1〜問4に答えよ。

問1　溶液の濃度に関する，次の (1)〜(3) に答えよ。ただし，水酸化ナトリウム $NaOH$ のモル質量は 40.0 g/mol，硫酸銅(Ⅱ) $CuSO_4$ のモル質量は 160 g/mol，水 H_2O のモル質量は 18.0 g/mol，硫酸 H_2SO_4 のモル質量は 98.0 g/mol とする。

(1) 0.100 mol/L の水酸化ナトリウム水溶液 250 mL に固体の水酸化ナトリウム 3.00 g を入れ溶解し，水で希釈して全量が 500 mL の水溶液を調製した。この水酸化ナトリウム水溶液のモル濃度〔mol/L〕として最も近いものを〔解答群〕から 1 つ選べ。　6

6　の〔解答群〕

① 0.0500 mol/L　　② 0.100 mol/L　　③ 0.125 mol/L

④ 0.200 mol/L　　⑤ 0.250 mol/L

(2) 5.00 g の硫酸銅(II)五水和物 $CuSO_4 \cdot 5H_2O$ を水に完全に溶解させて，質量パーセント濃度 8.00 ％の硫酸銅(II)水溶液を調製した。加えた水の質量〔g〕として最も近いものを〔解答群〕から 1 つ選べ。　7

7　の〔解答群〕

① 35.0 g　　② 36.8 g　　③ 38.2 g　　④ 40.0 g　　⑤ 62.5 g

(3) 0.200 mol/L の硫酸 300 mL を調製するときに必要な質量パーセント濃度が 24.5 ％の硫酸（密度 1.20 g/cm^3）の体積〔mL〕として最も近いものを〔解答群〕から 1 つ選べ。　8

8　の〔解答群〕

① 12.0 mL　　② 20.0 mL　　③ 24.0 mL　　④ 28.8 mL　　⑤ 40.0 mL

問2　固体の溶解に関する，次の空欄　9　と　10　に当てはまる数値として最も近いものをそれぞれの〔解答群〕から 1 つずつ選べ。ただし，溶解度〔g/100 g 水〕は水 100 g に溶ける溶質の最大質量（g 単位）の数値である。

物質 X（無水塩）の水に対する溶解度は，70 ℃のときに 48.0〔g/100 g 水〕，10 ℃のときに 32.0〔g/100 g 水〕である。70 ℃において，質量パーセント濃度が 25.0 ％の物質 X の水溶液 200 g には，さらに最大　9　g の物質 X を溶かすことができる。また，この質量パーセント濃度が 25.0 ％の物質 X の水溶液 200 g を 10 ℃に冷却すると，　10　g の物質 X（無水塩）が析出する。

9　の〔解答群〕

① 11.0　　② 22.0　　③ 23.0　　④ 46.0　　⑤ 71.0

10　の〔解答群〕

① 0　　② 1.00　　③ 2.00　　④ 14.0　　⑤ 18.0

問3　化学変化と量的関係に関する文中の空欄 $\boxed{11}$ ～ $\boxed{13}$ に当てはまる数値として最も近いものをそれぞれの〔解答群〕から1つずつ選べ。ただし，原子量は，Al：27.0，標準状態（0℃，1.013×10^5 Pa）における水素のモル体積を 22.4 L/mol とする。

　アルミニウムに希硫酸を加えて反応させると，水素を発生してアルミニウムが溶ける。このとき進行する化学変化は，次の化学反応式で表すことができる。a～c は化学反応式の係数であり，式中の係数 c の値は $\boxed{11}$ である。

$$a\,\mathrm{Al} + b\,\mathrm{H_2SO_4} \longrightarrow \mathrm{Al_2(SO_4)_3} + c\,\mathrm{H_2}$$

　0.540 g のアルミニウムに 0.500 mol/L の硫酸 100 mL を加えて，反応が完全に進行したときに発生する水素の体積は，標準状態で $\boxed{12}$ L であり，1.08 g のアルミニウムに 0.500 mol/L の硫酸 100 mL を加えて，反応が完全に進行したときに発生する水素の体積は，標準状態で $\boxed{13}$ L である。

$\boxed{11}$ の〔解答群〕

①　1　　②　2　　③　3　　④　4　　⑤　6

$\boxed{12}$ の〔解答群〕

①　0.448　　②　0.672　　③　1.12　　④　1.34　　⑤　2.24

$\boxed{13}$ の〔解答群〕

①　0.448　　②　0.672　　③　1.12　　④　1.34　　⑤　2.24

問4　次の記述 a～c について，下線部の原子，分子またはイオンの物質量が大きい順に並んでいる不等式として最も適当なものを〔解答群〕から1つ選べ。ただし，原子量は，Mg：24.0，Cl：35.5，標準状態（0℃，1.013×10^5 Pa）における気体のモル体積を 22.4 L/mol，アボガドロ定数を $N_A = 6.00 \times 10^{23}$ /mol とする。$\boxed{14}$

　a　2.40×10^{23} 個の水素原子を含む<u>アンモニア分子</u>

　b　7.60 g の塩化マグネシウムに含まれる<u>塩化物イオン</u>

　c　標準状態で 1.40 L を占めるメタンに含まれる<u>水素原子</u>

$\boxed{14}$ の〔解答群〕

①　a＞b＞c　　②　a＞c＞b　　③　b＞a＞c

④　b＞c＞a　　⑤　c＞a＞b　　⑥　c＞b＞a

3   物質の変化に関する，次の問 1～問 4 に答えよ。

問 1   酸・塩基・塩に関する，次の (1)，(2) に答えよ。

(1) 0.020 mol/L の硫酸 50 mL と 0.020 mol/L の水酸化ナトリウム水溶液 50 mL を混合した溶液の 25℃における pH の値として，最も近いものを〔解答群〕から 1 つ選べ。ただし，すべての水溶液の密度は 1.0 g/cm^3 とする。 15

15 の〔解答群〕

① 2   ② 3   ③ 4   ④ 7   ⑤ 12   ⑥ 13

(2) 酢酸ナトリウムに関する，次の文中の空欄 (ア) ， (イ) にあてはまる語句の組合せとして，最も適当なものを〔解答群〕から 1 つ選べ。 16

酢酸ナトリウム CH$_3$COONa は，水溶液中でほとんど完全に電離して，酢酸イオン CH$_3$COO$^-$ を生じる。酢酸イオン CH$_3$COO$^-$ は電離度の小さな弱酸の陰イオンなので，生じた酢酸イオン CH$_3$COO$^-$ の一部は水と反応して酢酸 CH$_3$COOH になり，このとき，水酸化物イオン OH$^-$ を生じるので塩基性を示す。

$$CH_3COO^- + H_2O \rightleftharpoons CH_3COOH + OH^-$$

この反応において，水 H$_2$O はブレンステッド・ローリーの定義による (ア) のはたらきをしている。

酢酸ナトリウム同様，正塩に分類されその水溶液が塩基性を示す塩には，他に (イ) などがある。

16 の〔解答群〕

	(ア)	(イ)
①	酸	NaHCO$_3$
②	酸	Na$_2$CO$_3$
③	酸	NH$_4$Cl
④	塩基	NaHCO$_3$
⑤	塩基	Na$_2$CO$_3$
⑥	塩基	NH$_4$Cl

問 2　アンモニア NH_3 は，工業的には，窒素 N_2 と水素 H_2 から合成される。

$$N_2（気） + 3H_2（気） = 2NH_3（気） + 92\,kJ$$

　ある圧力，ある温度で反応させた場合の，アンモニアの生成量（mol）と反応開始からの時間の関係は，グラフ中に実線の曲線で表されている。

　次の (1)，(2) のように条件を変えたときの生成量と時間の関係を点線の曲線で表すとそれぞれどのようになるか。最も適当なものを〔解答群〕からそれぞれ 1 つずつ選べ。

(1)　温度を一定に保って，圧力を高くする。　| 17 |

(2)　圧力・温度はそのままで，触媒を用いる。　| 18 |

| 17 |，| 18 | の〔解答群〕（重複選択不可）

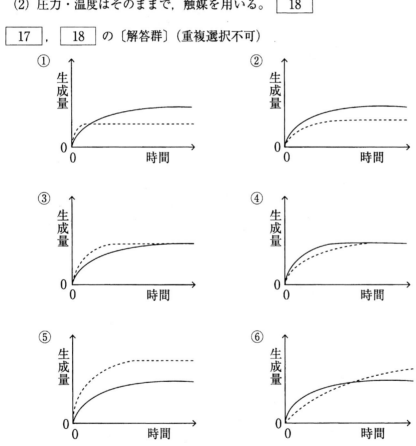

問 3　酸化還元反応を利用した滴定実験に関する，次の (1)〜(3) に答えよ。

　　　0.200 mol/L のシュウ酸 $(COOH)_2$ 水溶液 30.0 mL をホールピペットを用いて正確に
　　コニカルビーカーにはかり取り，少量の希硫酸を加えた。これをビュレットに入れた濃
　　度不明の二クロム酸カリウム $K_2Cr_2O_7$ 水溶液で滴定すると，終点までに 20.0 mL の滴下
　　が必要であった。

(1)　0.200 mol/L のシュウ酸 $(COOH)_2$ 水溶液 250 mL をつくるのに必要なシュウ酸二水和物
　　$(COOH)_2 \cdot 2H_2O$ の結晶の質量として最も適当なものを〔解答群〕から 1 つ選べ。ただ
　　し，シュウ酸 $(COOH)_2$ のモル質量は 90 g/mol，水 H_2O のモル質量は 18.0 g/mol とす
　　る。　19

19 の〔解答群〕

　　① 4.50 g　　② 6.30 g　　③ 9.00 g　　④ 12.6 g

　　⑤ 18.0 g　　⑥ 25.2 g

(2)　滴定実験から決定される二クロム酸カリウム $K_2Cr_2O_7$ 水溶液のモル濃度〔mol/L〕とし
　　て，最も近いものを下の〔解答群〕から 1 つ選べ。必要であれば，硫酸酸性溶液中の
　　二クロム酸イオンとシュウ酸が，酸化還元反応するときの次のイオン反応式を参考に
　　せよ。　20

$$Cr_2O_7{}^{2-} + 14H^+ + 6e^- \longrightarrow 2Cr^{3+} + 7H_2O$$

$$(COOH)_2 \longrightarrow 2CO_2 + 2H^+ + 2e^-$$

20 の〔解答群〕

　　① 0.0500 mol/L　　② 0.100 mol/L　　③ 0.200 mol/L

　　④ 0.300 mol/L　　⑤ 0.600 mol/L　　⑥ 0.900 mol/L

(3) この滴定実験に関する次の a～c について，正誤の組合せとして最も適当なものを〔解答群〕から1つ選べ。 　21

a 二クロム酸カリウムのクロム原子の酸化数は，+6から+3に減少しているので，この反応において二クロム酸カリウムは還元剤である。

b この反応において，硫酸は酸化剤ではなく酸としてはたらいている。

c ホールピペット，コニカルビーカー，ビュレットのうち，水に濡れたまま用いてよいのは，コニカルビーカーだけである。

　21　の〔解答群〕

	a	b	c
①	正	正	正
②	正	正	誤
③	正	誤	正
④	正	誤	誤
⑤	誤	正	正
⑥	誤	正	誤
⑦	誤	誤	正
⑧	誤	誤	誤

問4 次の熱化学方程式を用いて，メタン CH_4 の生成熱を計算すると Q kJ/mol となる。Q の値として最も適当なものを〔解答群〕から1つ選べ。 　22

$C(黒鉛) + O_2(気) = CO_2(気) + 394 \text{ kJ}$

$H_2(気) + \frac{1}{2}O_2(気) = H_2O(液) + 286 \text{ kJ}$

$CH_4(気) + 2O_2(気) = CO_2(気) + 2H_2O(液) + 891 \text{ kJ}$

　22　の〔解答群〕

① −1857　② −211　③ −75　④ 75　⑤ 211　⑥ 1857

4　無機物質および有機化合物の性質と反応に関する，次の問1～問3に答えよ。

問1　次の (1)～(5) の記述に最も適する気体を〔解答群〕から1つずつ選べ。

(1) 銅に希硝酸を反応させると発生する。水に溶けにくい無色の気体で，空気中ですみやかに酸化され赤褐色になる。 　23

(2) 無色，腐卵臭のある有毒な気体で，酢酸鉛水溶液に通じると黒色沈殿を生じる。 　24

(3) 刺激臭をもつ黄緑色の有毒な気体で，この気体の水溶液を臭化カリウム水溶液に加えると，臭素が遊離する。 　25

(4) 無色，刺激臭をもつ有毒な気体で，還元作用があるため紙や繊維などの漂白剤に用いられる。通常は還元剤としてはたらくが，硫化水素のような強い還元剤に対しては酸化剤としてはたらき，硫化水素の水溶液に吹き込むと白濁する。 　26

(5) ホタル石に濃硫酸を加えて加熱すると発生する。この気体の水溶液は，ガラスの主成分である二酸化ケイ素を溶かすため，ポリエチレンのびんに保存される。 　27

23 ～ 27 の〔解答群〕（重複選択不可）
① NO　　② NO_2　　③ F_2　　④ HF
⑤ Cl_2　　⑥ HCl　　⑦ H_2S　　⑧ SO_2

問2　次の (1)～(3) の記述に最も適する脂肪族化合物を〔解答群〕から1つずつ選べ。

(1) 水溶液は酸性を示し，フェーリング液を加えて加熱すると，赤色沈殿を生じる。 　28

(2) ヨードホルム反応は示すが，銀鏡反応は示さない。 　29

(3) 臭素水に通じると赤褐色の溶液が無色になる。 　30

28 ～ 30 の〔解答群〕（重複選択不可）
① エチレン　　　　② エタノール　　　③ ホルムアルデヒド
④ アセトアルデヒド　　⑤ ギ酸　　　　⑥ 酢酸

問3　次の (1), (2) の記述に最も適する芳香族化合物を〔解答群〕から1つずつ選べ。

(1) 塩酸にも，水酸化ナトリウム水溶液にもほとんど溶けない。　31

(2) 炭酸水素ナトリウム水溶液に溶け，また，塩化鉄(III)水溶液を加えると，赤紫色に呈色する。　32

31 , 32 の〔解答群〕（重複選択不可）

①　OH

②　NO$_2$

③　NH$_2$

④　C-OH (C=O)

⑤　OH, C-OH (C=O)

⑥　OH, C-O-CH$_3$ (C=O)

生　物

問題

（2科目　120分）

一般C

4年度

1　細胞の構造に関する文章を読み，下記の問いに答えよ。

　ₐ真核細胞においては，♭細胞小器官とよばれる構造が観察され，それらは細胞が様々な機能を実現するうえでの一助となっている。例えば，　ア　では翻訳されたタンパク質の取りこみとゴルジ体への輸送が行われる。　イ　は物質の貯蔵や分解だけでなく，植物細胞の成長にも役立っている。

　細胞内外の環境は，リン脂質を主成分とする細胞膜によってしきられている。。細胞膜に付着している膜タンパク質は，物質の輸送や情報の受容，細胞同士の接着など，様々な働きを担っている。植物細胞においては，細胞膜の外側にセルロースを主成分とする細胞壁が観察される。細胞膜と細胞壁とでは，物質の透過性が異なるため，植物細胞を高張液に浸すと，d原形質分離が観察される。

問1　文章中の　ア　，　イ　に入る語句として正しいものを，①～⑧より1つずつ選んで番号を答えよ。ア：　1　　イ：　2

①　液胞　　　　　②　粗面小胞体　　　③　アミロプラスト
④　リソソーム　　⑤　収縮胞　　　　　⑥　中心体
⑦　ミトコンドリア　⑧　リボソーム

問2　下線部aに関して，細胞は原核細胞と真核細胞とに大別される。この2つの細胞の相違点について述べた文として正しいものを，次の①～④より1つ選んで番号を答えよ。
　3

①　真核細胞ではリボソームがみられるが，原核細胞ではみられない。
②　どちらの細胞も，染色体は核膜によって包まれている。
③　一般的に，真核細胞は原核細胞に比べると10倍以上大きい。
④　遺伝物質は，真核細胞ではDNAであるが，原核細胞ではRNAである。

問3　下線部 b に関して，細胞小器官のうち，ミトコンドリアと葉緑体は，原核生物が共生したことによって生じたとされる（細胞内共生説）。この説について述べた文として正しいものを，次の①～④より1つ選んで番号で答えよ。　4

①　まずシアノバクテリアを起源とするミトコンドリアが成立し，次に好気性細菌を起源とする葉緑体が成立した。

②　まずシアノバクテリアを起源とする葉緑体が成立し，次に好気性細菌を起源とするミトコンドリアが成立した。

③　まず好気性細菌を起源とするミトコンドリアが成立し，次にシアノバクテリアを起源とする葉緑体が成立した。

④　まず好気性細菌を起源とする葉緑体が成立し，次にシアノバクテリアを起源とするミトコンドリアが成立した。

問4　下線部 c に関して，膜タンパク質の働きについて述べた文として正しいものを，次の①～④より1つ選んで番号で答えよ。　5

①　アクアポリンは水の能動輸送に関わるチャネルである。

②　ナトリウムポンプは，ナトリウムイオンを細胞外から細胞内へ能動輸送する。

③　細胞接着に関わるカドヘリンは，カリウムイオン存在下で働くことが名前の由来となった。

④　受容体タンパク質は，ホルモンなどのシグナル分子を選択的に受容する。

問5　下線部 d に関して，次のような実験を行った。

＜実験＞　ユキノシタの葉の裏面表皮をはぎとり，そのはがした表皮片を 20％のスクロース溶液に浸した。10分後に表皮片を顕微鏡で観察すると，原形質分離が起きているのが確認できた。

(1) 原形質分離が起きる理由を述べた文として正しいものを，次の①〜④より1つ選んで番号で答えよ。　　6

　　① 全透性の細胞膜は水分子もスクロース分子も透過するが，半透性の細胞壁はスクロース分子のみを透過するから。

　　② 全透性の細胞膜は水分子もスクロース分子も透過するが，半透性の細胞壁は水分子のみを透過するから。

　　③ 半透性の細胞膜は水分子のみを透過するが，全透性の細胞壁は水分子もスクロース分子も透過するから。

　　④ 半透性の細胞膜はスクロース分子のみを透過するが，全透性の細胞壁は水分子もスクロース分子も透過するから。

(2) 原形質分離を起こした細胞の体積は，元の細胞の 80％であった。このとき，元の細胞と等張なスクロース溶液の濃度として正しいものを，次の①〜④より1つ選んで番号で答えよ。　　7

　　① 4％　　　② 9％　　　③ 16％　　　④ 25％

2　植物の窒素同化に関する文章を読み，下記の問いに答えよ。

　低分子の窒素化合物を外部から吸収し，a生体に必要な有機窒素化合物を合成することを窒素同化という。植物の窒素同化は，b根から土壌中の硝酸イオンやアンモニウムイオンを吸収するところからスタートする。これらのイオンに含まれる窒素は，葉において　ア　と共に　イ　の合成に利用される。このようにして生じた　イ　の　ウ　は，α-ケトグルタル酸に受け渡されて　ア　が合成される。その後，アミノ基転移酵素の働きにより，様々なアミノ酸がつくられる。

問1　下線部aに関して，グリコーゲン，タンパク質，ATPの3つの物質が窒素を含むかどうかについて述べた文として正しいものを，次の①〜④より1つ選んで番号を答えよ。　8

　　①　グリコーゲンとタンパク質は窒素を含む。
　　②　タンパク質とATPは窒素を含む。
　　③　ATPとグリコーゲンは窒素を含む。
　　④　いずれの物質も窒素を含む。

問2　下線部bに関して，以下の問いに答えよ。

（1）土壌中の硝酸イオンやアンモニウムイオンの動態には，硝化細菌が関与している。硝化細菌の働きについて述べた文として正しいものを，次の①〜④より1つ選んで番号で答えよ。　9

　　①　亜硝酸菌がアンモニウムイオンを亜硝酸イオンにし，それを硝酸菌が硝酸イオンにする。
　　②　亜硝酸菌が硝酸イオンを亜硝酸イオンにし，それを硝酸菌がアンモニウムイオンにする。
　　③　硝酸菌がアンモニウムイオンを亜硝酸イオンにし，それを亜硝酸菌が硝酸イオンにする。
　　④　硝酸菌が硝酸イオンを亜硝酸イオンにし，それを亜硝酸菌がアンモニウムイオンにする。

(2) 細菌には，空気中の窒素からアンモニウムイオンなどに変換する窒素固定を行うものがいる。窒素固定能をもつ細菌として**適切ではないもの**を，次の①〜④より1つ選んで番号で答えよ。　10

① 根粒菌　　② アゾトバクター　　③ アメーバ　　④ クロストリジウム

問3　文章中の　ア　，　イ　に入る語句として正しいものを，①〜⑥より1つずつ選んで番号を答えよ。ア：　11　　　　イ：　12

① メチオニン　　② グルタミン酸　　③ ロイシン
④ アスパラギン酸　　⑤ イソロイシン　　⑥ グルタミン

問4　文章中の　ウ　にふさわしい官能基の名称と化学式として正しい組み合わせを，次の①〜④より1つ選んで番号を答えよ。　13

	（名称）	（化学式）
①	カルボキシ基	$-NH_2$
②	カルボキシ基	$-COOH$
③	アミノ基	$-NH_2$
④	アミノ基	$-COOH$

問5　ある植物について，土壌からの窒素の吸収量を測定したところ，2.8 mg の窒素を土壌から吸収していた。また，この植物では，窒素同化によって 17.8 mg のアミノ酸がつくられていた。仮にこの植物は1種類のアミノ酸しか合成できなかったとすると，そのアミノ酸として適切なものを，次の①〜④より1つ選んで番号を答えよ。なお，原子量は H=1，C=12，N=14，O=16 とする。　14

① アラニン　$C_3H_7NO_2$
② グリシン　$C_2H_5NO_2$
③ セリン　$C_3H_7NO_3$
④ バリン　$C_5H_{11}NO_2$

3　　遺伝子の発現に関する文章を読み，下記の問いに答えよ。

　　ある生物の自らの体を形成・維持するのに必要な最小限の遺伝情報のことを　ア　という。
a真核生物の　ア　は，原核生物のものと比べると異なる点がいくつかあることが知られている。また，　ア　を構成する遺伝子は，b発生段階と共に発現するものが変化することも知られている。

　　真核生物は，様々な形で遺伝子発現の調節を行っている。例えば，c転写の開始に際しては，DNA のクロマチンの構造が変化する必要がある。また，アクチベーターや　イ　と呼ばれる調節タンパク質は転写そのものを調節する。さらに，d選択的スプライシングという，1 種類の mRNA 前駆体から 2 種類以上の mRNA がつくられるしくみもある。

問1　文章中の　ア　，　イ　に入る語句として正しいものを，①～⑧より 1 つずつ選んで
　　　番号を答えよ。ア：　15　　　イ：　16

　　　①　クローン　　　　②　遺伝子　　　　③　形質

　　　④　ゲノム　　　　⑤　サイレンサー　　⑥　プロモーター

　　　⑦　リプレッサー　　⑧　エンハンサー

問2　下線部 a に関して，以下の問いに答えよ。

(1) ヒトと大腸菌の　ア　を比べたとき，「塩基対の数」が多いもの，「遺伝子として働かない部分の割合」が多いものは，それぞれどちらか。正しい組み合わせを，次の①～④より 1 つ選んで番号で答えよ。　17

　　　　　（塩基対の数）　（遺伝子として働かない部分の割合）

　　　①　　　ヒト　　　　　　　　ヒト

　　　②　　　ヒト　　　　　　　　大腸菌

　　　③　　　大腸菌　　　　　　　ヒト

　　　④　　　大腸菌　　　　　　　大腸菌

(2) ある生物について，その DNA の長さが 500 万塩基対であり，遺伝子数が 3500 であることが分かった。この生物の DNA がすべて転写・翻訳されるものだとすると，この生物の 1 つの遺伝子からできるタンパク質は，平均して何個のアミノ酸からできていると考えられるか。最も近いものを，次の①～④より 1 つ選んで番号で答えよ。　18

　　　①　100　　　②　500　　　③　1500　　　④　4500

問 3　下線部 b に関して，このことはだ腺染色体のパフを観察することで確認できる。パフ
で合成されている物質と，パフの位置について正しい組み合わせを，次の①～④より 1 つ
選んで番号で答えよ。　19

　　　　　（合成されている物質）　　　（パフの位置）
　　①　　　　mRNA　　　　　発生の過程で変化しない
　　②　　　　mRNA　　　　　発生の過程で変化する
　　③　　　　DNA　　　　　　発生の過程で変化しない
　　④　　　　DNA　　　　　　発生の過程で変化する

問 4　下線部 c に関して，クロマチンという構造はヌクレオソームという基本構造からなる。
ヌクレオソームの説明と，RNA ポリメラーゼが DNA に結合するときのクロマチンの変
化について正しい組み合わせを，次の①～④より 1 つ選んで番号で答えよ。　20

　　　　　　　（説明）　　　　　　　　　　　（変化）
　　①　ヒストンに DNA が巻きついた構造体　　　　緩む
　　②　ヒストンに DNA が巻きついた構造体　　　　凝縮する
　　③　DNA を構成する基本単位　　　　　　　　　緩む
　　④　DNA を構成する基本単位　　　　　　　　　凝縮する

問 5　下線部 d に関して，下図は mRNA 前駆体の模式図である。この mRNA 前駆体からは，
最大で何種類の mRNA がつくられるか。正しいものを，次の①～④より 1 つ選んで番号
で答えよ。　21

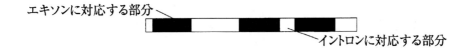

エキソンに対応する部分
イントロンに対応する部分

　　①　7 種類　　　　②　8 種類　　　　③　15 種類　　　　④　16 種類

4   ヒトの血液に関する文章を読み，下記の問いに答えよ。

　　ヒトは a血液を循環させることで体内の各組織に b酸素や栄養分を運搬・供給している。もしも c血管が破れてしまった場合には，速やかに止血の仕組みが働く。まず， d血球のひとつである血小板が集合して血管の傷口を塞ぐ。その後，血液中などに存在する様々な血液凝固に関わる物質が活性化し，血液を固める。このとき，血しょう中に含まれる eイオンが重要な働きをすることが知られている。

問1　下線部 a に関して，ヒトの血液以外の体液として正しいものを，次の①～④より1つ選んで番号を答えよ。 22

　　① 組織液とリンパ液

　　② 組織液とリンガー液

　　③ リンパ液と等張液

　　④ リンガー液と等張液

問2　下線部 b に関して，以下の問いに答えよ。

　(1) 赤血球に含まれている，酸素の運搬にかかわるタンパク質として正しいものを，次の①～④より1つ選んで番号を答えよ。 23

　　① フィトクロム

　　② クロロフィル

　　③ ヘモシアニン

　　④ ヘモグロビン

　(2) (1) のタンパク質に含まれている金属として正しいものを，次の①～④より1つ選んで番号を答えよ。 24

　　① マグネシウム　　　② 亜鉛　　　③ 鉄　　　④ 銅

問3　下線部 c に関して，血管の特徴について述べた文として正しいものを，次の①～④より1つ選んで番号を答えよ。 25

　　① 動脈は，厚い横紋筋に覆われている。

　　② 静脈には，逆流を防ぐための弁がある。

　　③ 毛細血管は，薄い平滑筋からなる。

　　④ 内皮細胞は，毛細血管にしかみられない。

問 4　下線部 d に関して，以下の問いに答えよ。

(1) 血液 $1\,\mathrm{mm}^3$ に含まれる数を，多い順に並べたものとして正しいものを，次の①～④より1つ選んで番号で答えよ。　26

　　① 赤血球，白血球，血小板

　　② 赤血球，血小板，白血球

　　③ 血小板，白血球，赤血球

　　④ 血小板，赤血球，白血球

(2) 平均的な直径を，大きい順に並べたものとして正しいものを，次の①～④より1つ選んで番号で答えよ。　27

　　① 白血球，赤血球，血小板

　　② 赤血球，白血球，血小板

　　③ 赤血球，血小板，白血球

　　④ 白血球，血小板，赤血球

問 5　下線部 e に関して，血液凝固において重要な働きをするイオンとして正しいものを，次の①～④より1つ選んで番号で答えよ。　28

　　① アンモニウムイオン

　　② 水素イオン

　　③ カルシウムイオン

　　④ リチウムイオン

5　　生物種の共存に関する文章を読み，下記の問いに答えよ。

　　栄養段階や生活場所など，ある生物種が生態系で占める位置のことを　ア　といい，一般に，　ア　が重複する生物種間では a資源を巡る競争が起き，同じ場所に共存できないとされる。すなわち，b多数の生物種が同じ場所に共存している場合，それらの生物種は互いに　ア　が重ならないようにしていると考えられる。また，c食う－食われるの関係を通して生物種が共存できるようなしくみも知られている。その例として，　イ　という生態系全体に大きな影響を与えるような栄養段階上位の捕食者が知られている。

問1　文章中の　ア　，　イ　に入る語句として正しいものを，①～⑧より1つずつ選んで番号を答えよ。ア：　29　　　　イ：　30

　　①　適応度　　　②　順位　　　　　③　ヘルパー

　　④　ニッチ　　　⑤　キーストーン種　⑥　生態的同位種

　　⑦　生産者　　　⑧　縄張り

問2　下線部aに関して，競争以外にも様々な種間関係が存在する。

(1) 種間関係について述べた文として正しいものを，次の①～④より1つ選んで番号を答えよ。　31

　　①　生活場所を同じくする2種のうち，一方が利益を得るが他方は利益を得ることも損害を受けることもない関係を寄生という。

　　②　2種が独立して生活し，互いにほぼ影響を与え合わない関係を中立という。

　　③　生活場所を同じくする2種がともに利益を得る関係を社会性という。

　　④　一方の種が他方の種のからだの一部または全体を利用して生活する関係を，片利共生という。

(2) 下図Ⅰ～Ⅲは3種の生物 (A, B, C) の種間関係を表した模式図である。各図における AとCの関係の組み合わせとして正しいものを，次の①～⑧より1つ選んで番号で答えよ。ただし，＋はAがCに利益を与えていることを，－はAがCに損害を与えていることを表す。 32

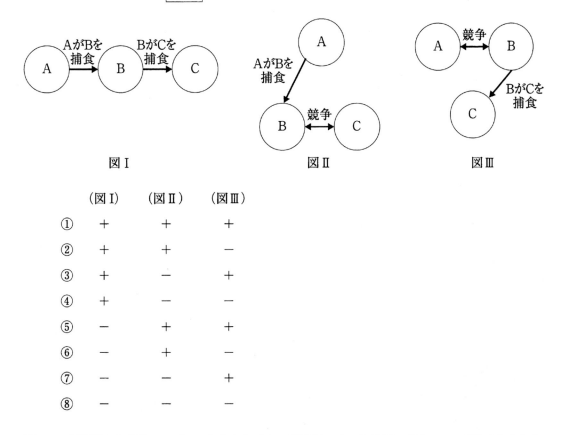

図Ⅰ　　　　　　　図Ⅱ　　　　　　　図Ⅲ

	(図Ⅰ)	(図Ⅱ)	(図Ⅲ)
①	＋	＋	＋
②	＋	＋	－
③	＋	－	＋
④	＋	－	－
⑤	－	＋	＋
⑥	－	＋	－
⑦	－	－	＋
⑧	－	－	－

問3　下線部bに関して，このようなしくみで実現している共存の例について述べた文として正しいものを，次の①～④より1つ選んで番号で答えよ。 33

① 2種の川魚が，一方は川岸近くに，他方は川の中央部にすむことで共存している。これをすみわけという。

② ある2種の鳥は別々の島に生息している場合はくちばしの大きさがほぼ同じであるのに，同じ島に共存している場合はくちばしの大きさが変化して互いに異なるようになる。これをすみわけという。

③ 同じ植物を食べる2種の草食動物が，一方は昼間に食べ，他方は夜に食べることで共存している。これをくいわけという。

④ 同じ群れの2個体で，上位の個体が先にえさを食べ，下位の個体は後でえさを食べることで争いを避けている。これをくいわけという。

問4 下線部 c に関して，下図は食う-食われる関係にある 2 種の生物 (D, E) の個体数の変動を表したグラフである。このとき捕食者はどちらか，また個体数の絶対値が大きい方はどちらか。組み合わせとして正しいものを，次の①〜④より 1 つ選んで番号で答えよ。
$\boxed{34}$

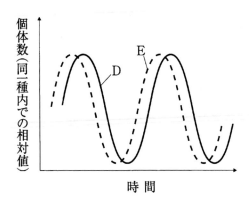

	(捕食者)	(個体数の絶対値が大きい方)
①	D	D
②	D	E
③	E	D
④	E	E

問5 問題文で述べられたこと以外にも，多数の生物種が共存できるしくみが様々な研究から報告されている。そのようなしくみについて述べた文として正しいものを，次の①〜④より 1 つ選んで番号で答えよ。 $\boxed{35}$

① 種の多様性が中程度の場所では，種の多様性が高い場所や低い場所に比べて，多くの種の共存がみられる。

② 面積が中程度の島では，面積が大きい島や小さい島に比べて，多くの種の共存がみられる。

③ 撹乱の規模が中程度の場所では，撹乱の規模が大きい場所や小さい場所に比べて，多くの種の共存がみられる。

④ 生産者の純生産量が中程度の場所では，純生産量が大きい場所や小さい場所に比べて，多くの種の共存がみられる。

総合問題

問題
（120分）

一般D

4年度

1　下の表は水素の同位体を比較したものである。以下の問いに答えなさい。

原子	^1H	^2H	^3H
呼称	プロチウム	ジュウテリウム	トリチウム
中性子の数	0	1	2
質量数	1	2	3

問1　同位体について述べた以下の文章から最も適切なものを選びなさい。　ア

① 同位体とは同じ元素の原子で，陽子の数が異なる原子どうしのことである。

② 同位体には原子核が不安定で，放射線を放出し自然に別の原子核に変わるものがある。

③ 同位体では中性子の数が増加すると，それに応じて原子番号が増加する。

④ プロチウム，ジュウテリウム，トリチウムの中で，自然界ではトリチウムの存在比率が最も高い。

問2　以下に入る適当な用語を下の選択肢から選びなさい。

　　表に示されたトリチウム（^3H）は放射性同位体であり，壊変して^3Heを生成する。トリチウムの質量数3が変化せずに，原子番号が1増加した^3Heになったことから，トリチウムの　イ　が　ウ　に変化したと言える。　イ　が　ウ　に変化したときに放出される電子は　エ　と呼ばれる。なおα線とは正電荷をもった粒子，β線とは負電荷をもった粒子，γ線とは電荷をもたない電磁波である。

【選択肢】

① 陽子　　② 中性子　　③ 電子　　④ α線　　⑤ β線　　⑥ γ線

問3　半減期とはある放射性同位体が壊変して，その数（原子数）が $\frac{1}{2}$ に減るのに要する時間であり，トリチウムの半減期は 12.3 年である。（図1）。

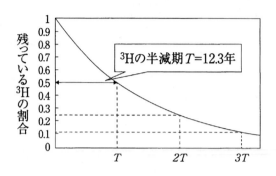

図1　^{3}H の壊変に伴う減少

トリチウムが 10 kg あるとすると，このトリチウムが 10 g 以下になるのにかかる年数を t とおいて，t がいくつになるかを，以下の様に求めた。

$$\left(\frac{1}{2}\right)^{\frac{t}{12.3}} \leqq \frac{10}{10000}$$

$$\left(\frac{1}{2}\right)^{\frac{t}{12.3}} \leqq \frac{1}{1000}$$

$$\frac{t}{12.3}\log_{10}\frac{1}{2} \leqq \log_{10}\frac{1}{1000}$$

$$-\frac{t}{12.3}\log_{10}2 \leqq -3$$

$$\frac{t}{12.3}\log_{10}2 \geqq 3$$

$$t \geqq \frac{3\times12.3}{\log_{10}2}$$

$\log_{10}2 = 0.301$ として計算を進めると，トリチウム 10 kg が 10 g 以下になるには，$\boxed{\text{オカキ}}$ 年以上かかることが分かった。

問4　ここで，ある放射性同位体が壊変して，その数が $\frac{1}{3}$ に減るのに要する時間を，"$\frac{1}{3}$ 減期" と定義すると，トリチウムの $\frac{1}{3}$ 減期は $\boxed{\text{クケ}}.\boxed{\text{コ}}$ 年である。ただし $\frac{\log_{10}3}{\log_{10}2}=1.59$ とする。

問5　半減期と $\frac{1}{3}$ 減期が分かると，トリチウム量が最初の量のちょうど $\frac{1}{36}$ となるのに要する時間を半減期と $\frac{1}{3}$ 減期の和を用いることで簡単に求めることができ，和から求めた時間は サシ . ス 年である。ただし $\frac{1}{3}$ 減期は，問4で求めた小数第1位までの数値で計算をすること。

$\boxed{2}$　図2は生態系における窒素の循環を模式的に示したものである。以下の問いに答えなさい。

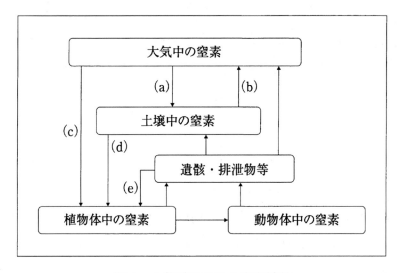

図2　生態系における窒素循環

問6　(a)～(e) の窒素の動きについて，適切なものを選びなさい。　セ

① (a) は亜硝酸菌や硝酸菌のはたらき，空気放電などがある。

② (b) は窒素固定菌のはたらきにより起こる。

③ (c) にはアゾトバクターなどのはたらきがある。

④ (d) には根粒菌などのはたらきがある。

⑤ (e) は脱窒素細菌のはたらきにより起こる。

⑥ (c), (d), (e) のはたらきによって植物体内に窒素が取り込まれることを窒素同化という。

問7　次にあげる大気または土壌中の窒素の化合物のうち，窒素原子の酸化数が最も大きいものはどれか。適切なものを選びなさい。　ソ

① N_2　　② NH_3　　③ NH_4^+　　④ NO_2^-　　⑤ NO_3^-

問 8 　窒素肥料の原料として，アンモニア NH_3 は窒素 N_2 と水素 H_2 を用いて生成される。次の化学反応式のように表される。

$$N_2 + 3H_2 \longrightarrow 2NH_3$$

密閉容器に窒素と水素を 3.0 mol ずつ入れて反応させると，1.0 mol のアンモニアを得ることができた。このとき，反応後に残った窒素は何 mol か。適切なものを選びなさい。 ⬚タ

① 0.5 　　② 1.0 　　③ 1.5 　　④ 1.7 　　⑤ 2.0 　　⑥ 2.5

問 9 　地球上の窒素は ^{14}N と ^{15}N の 2 種類からなり，相対質量はそれぞれ 14，15 である。一方，酸素は ^{16}O，^{17}O と ^{18}O の 3 種類からなり，相対質量はそれぞれ 16，17 と 18 である。これらのことから，二酸化窒素 NO_2 分子には構成する原子（同位体）の種類の違いにより異なるものが存在する。それらの分子が取りうる質量は何種類考えられるか。適切なものを選びなさい。 ⬚チ

① 2 　　② 3 　　③ 4 　　④ 5 　　⑤ 6 　　⑥ 8

問 10 　大気中の窒素は，人間の活動，特に化石燃料の燃焼に伴って発生する窒素酸化物（NOx）が含まれており，健康被害や酸性雨の原因になるなど，大きな環境問題となっている。**図 3** は，神奈川県のある 2 つの都市（A 市と B 市）のある地点で測定した大気中の窒素酸化物（NOx）の月別平均濃度を示したものである。以下の図から読み取れるものはどれか。適切なものを選びなさい。 ⬚ツ

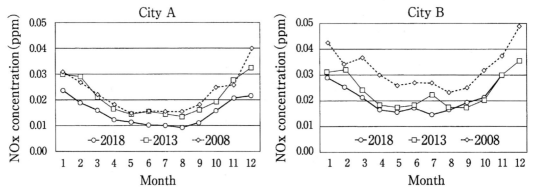

NOx monthly concentration

図 3 　A 市と B 市で測定した大気中の窒素酸化物（NOx）の月別平均濃度

（出典：国立環境研究所ホームページ 大気環境月間値・年間値データベースより作図）

① In both cities, winter is the lowest season for the NOx concentration every year.

② In city B, the annual concentration of NOx in 2018 is less than that in 2008.

③ In both cities, the annual concentration of NOx has not decreased since 2008.

④ In both cities, the concentration of NOx is lowest every January.

⑤ When the data from both cities is combined, the highest concentration of NOx is observed in December 2008 in city A.

3　犬と猫の飼育頭数および15歳未満の人口動態に関する文章と図表を読み，以下の問いに答えなさい。

Dogs and cats are popular companion animals being kept as a family member in Japan, and expansion of pet industry has been reported. On the other hand, the problem of declining birthrate of children gets serious year by year. The total number of dogs and cats had exceeded that of children in 2003.

The graph illustrates how the number of dogs kept, cats kept, and children under 15 years old in Japan has changed from 2010 to 2020. The black solid bars and diagonal stripe bars depict data of dogs and cats, respectively. The line graph with circles depicts data of children.

The table shows the actual number of dogs, cats, and children each year.

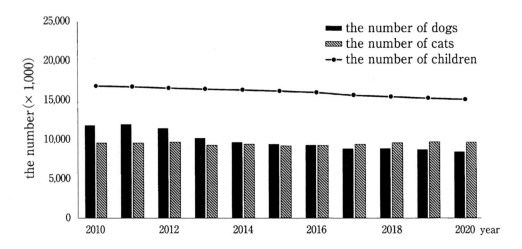

Year	2010	2011	2012	2013	2014	2015	2016	2017	2018	2019	2020
the number of dogs (×1,000)	11,861	11,936	11,534	10,265	9,713	9,438	9,356	8,920	8,903	8,797	8,489
the number of cats (×1,000)	9,612	9,606	9,748	9,372	9,492	9,277	9,309	9,526	9,649	9,778	9,644
the number of children (×1,000)	16,798	16,770	16,640	16,490	16,330	16,200	16,050	15,710	15,530	15,320	15,120

図4　犬と猫の飼育頭数および15歳未満の人口動態

（出典：一般社団法人ペットフード協会ホームページ，総務省ホームページ）

問 11　How has the number of children changed? Please choose the appropriate option.
　　　 テ

　　① The number of children has been decreasing for 10 years.

　　② The number of children in 2010 was twice as large as that in 2020.

　　③ The number of children has declined to 75 % in the last 5 years.

　　④ The number of children was largest in 2014.

問 12　Please fill in the blanks of the following sentence.

　　The number of cats has been larger than that of dogs for these 　ト　 years.

問 13　Please fill in the blanks of the following sentence.

　　The difference between the number of dogs and cats was smallest in the year of
　　 ナニヌネ 　.

問 14　Based on the explanation and figures above, please choose the appropriate option.
　　　 ノ

　　① The number of children under 15 years old in Japan accounts for less than
　　　 20 % of the total population.

　　② The number of cats kept in the United States had almost unchanged for these
　　　 10 years.

　　③ The number of dogs kept in Japan has been on a declining trend since 2012.

　　④ Most of the dogs kept in Japan are purebred, while the cats are mixed breeds.

4　　　体温調節に関する文章を読み，次の問いに答えなさい。

　恒温動物の体温は外界の温度に関係なく，代謝を調節するなどして一定に保たれる。気温の変化によるウマの代謝の変化を測定してみた。代謝を測定するにあたり，代謝が増えると呼気中の二酸化炭素の量も増えることを利用し，ウマの呼気中の二酸化炭素濃度を測定した。4 つの気温条件（4℃，10℃，28℃，35℃）における二酸化炭素の排出量は図 5 のようになった。

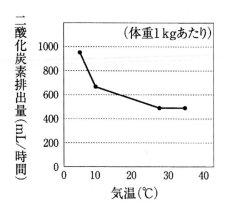

図 5　気温変化に伴うウマの呼気中の二酸化炭素排出量

問 15　図 5 の結果から読み取れるものとして，**不適切なもの**を選びなさい。　ハ

①　気温が 10℃を下回るとウマの代謝が上昇する。

②　気温が 30℃を超えるとウマの代謝が低下する。

③　気温 28℃のとき，ウマは体重 1 kg あたり 1 時間に約 500 mL の二酸化炭素を放出していた。

④　気温が 20℃のとき，ウマは体重 1 kg あたり 1 時間に約 500-600 mL の二酸化炭素を放出すると予想される。

問 16　気温が高くなると，ウマの体表に汗が認められた。また皮膚の血管が浮き出て見えた。これはなぜと考えられるか，適切なものを選びなさい。　ヒ

①　血管が収縮して，放熱効果を高めたから。

②　交感神経系の活性を介して，発汗したから。

③　骨格筋の収縮により，震えが生じたから。

④　交感神経系を介して，心拍数が増加したから。

問 17　体温調節にかかわるホルモンにチロキシンが知られている。チロキシンの説明として，適切なものを選びなさい。　フ

① チロキシンは体温を低下させる作用をもつ。

② チロキシンは脳下垂体から血中に放出される。

③ チロキシンは肝臓に作用して，代謝を促進する。

④ チロキシンは骨格筋に作用して，代謝を抑制する。

問 18　ヒトや動物は感染すると体温が上昇する。このとき，多くの人は悪寒を感じると言われている。これは通常の気温であっても，視床下部にある体温の調節部位における体温設定温度が上昇し，外気温が寒いと感じるためと考えられている（図6）。この図6から読み取れるものとして，適切なものを選びなさい。　ヘ

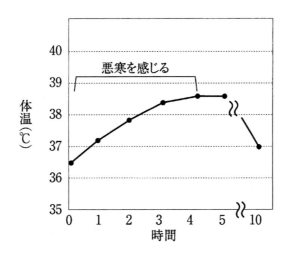

図 6　感染時の体温変化

① 感染時の体温調節部位における新たな体温設定温度は38.5℃程度と考えられる。

② 感染時の設定温度の変化は，運動が増えたことに伴う体温上昇による。

③ 悪寒を感じるのは，体温が低下することに起因する。

④ 体温が最終的（10時間後）に低下するのは，悪寒を感じるからである。

⑤ 体温の上昇は最初の3時間であり，その後は体温低下に転じる。

問 19　発熱の際に起こると考えられる変化として，**不適切なもの**を選びなさい。　ホ

① 心拍数の増加

② 立毛筋の収縮

③ 皮膚の血管の収縮

④ 糖質コルチコイドの分泌低下

5　　以下の問いに答えなさい。

　ある研究者が，薬剤 A の投与によってマウスの体重が変化するか調べる動物実験を行った。

　実験に使うマウスは同じ系統，同じ週齢の 20 匹のマウスがいたので，それらを 10 匹ずつ対照群と薬剤投与群に分けた。対照群には水を，薬剤投与群には薬剤 A の投与を一定期間行った後，体重測定を行った。以下の表は全てのマウスの体重の結果である。

マウス（個体番号）	対照群（g）	薬剤投与群（g）
1	21.0	20.0
2	24.0	16.0
3	22.0	21.0
4	25.0	22.0
5	23.0	23.0
6	18.0	19.0
7	22.0	18.0
8	22.0	21.0
9	20.0	20.0
10	23.0	20.0

問20　対照群の第 1 四分位数は マミ . ム であり，第 2 四分位数は メモ . ヤ であり，第 3 四分位数は ユヨ . ラ である。

　　薬剤投与群の第 1 四分位数は リル . レ であり，第 2 四分位数は ロワ . ン であり，第 3 四分位数は あい . う である。

問21　以下は表で示されたマウスの体重の平均値，分散，標準偏差を表したものである。空欄を埋めよ。ただし $\sqrt{10}$＝3.16 とする。

	対照群	薬剤投与群
平均値	えお . か	きく . け
分散	3.6	こ . さ
標準偏差	し . す	せ . そ

問 22　ここで研究者は，全てのマウスの体重を測定する代わりに，各群 10 匹から無作為に 3

匹を選び体重を測定した時にデータがどうなるのか調べてみることにした。

各群 10 匹のマウスは全て個体識別されている。

このとき，10 匹から無作為に 3 匹を選ぶ組み合わせは　たちつ　通りある。

問 23　薬剤投与群から無作為に 3 匹選んだ時に，その 3 匹の体重の平均値が 22.0 g 以上にな

る確率は $\dfrac{て}{とな}$ である。

対照群から無作為に 3 匹選んだ時に，その 3 匹の体重の平均値が 22.0 g 以上になる確

率は $\dfrac{にぬ}{ねの}$ である。

従って，10 匹から無作為に 3 匹選んだとしても，対照群より薬剤投与群の平均値の方

が低くなる確率が高いことが分かった。しかしその一方，対照群より薬剤投与群の平均

値の方が高くなることも確率は低いが起こりうることが分かった。

6　　微生物の中には酸素を使わないで有機物を分解して，(A)ATP を獲得し，その ATP を分解して得られるエネルギーを利用して生命活動を営んでいる。このはたらきを発酵という。発酵には(B)アルコール発酵や，(C)酢酸発酵などがあり，酒類や酢の醸造で使われている。今，食酢中の酢酸 $C_2H_4O_2$ の濃度を調べるために，以下の実験を行った。(D)ホールピペットを用いて食酢を 10 mL に測り，メスフラスコに移した。その後，蒸留水を標線まで注ぎ 100 mL の滴定用試料とし，(E)中和滴定を行った。

問24　下線（A）について，次の記述のうち適切なものを選びなさい。　は

　　① ATP の合成は主に細胞内のリボソームで行われる。

　　② アミラーゼによるでんぷんの分解には ATP は利用されない。

　　③ ATP は構成する分子間の水素結合により，らせん構造をしている。

　　④ ATP と DNA は，同じ糖を含んでいる。

　　⑤ ATP には高エネルギーリン酸結合が 3 つ含まれている。

問25　下線部（B）について，アルコール発酵ではグルコース $C_6H_{12}O_6$ 分子からエタノール C_2H_5OH と二酸化炭素 CO_2 が得られる。1 分子のグルコースから得られるエタノールの分子数はいくつか。適切なものを選びなさい。　ひ

　　① 0.5　　② 1　　③ 1.5　　④ 2　　⑤ 2.5　　⑥ 3

問26　下線（C）について，酢酸発酵は以下の化学反応式で表される。

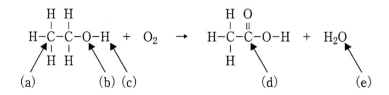

　　各分子中の矢印（a）〜（e）で印される原子について，次の記述のうち適切なものを選びなさい。　ふ

　　① 原子（a）と原子（d）は原子価が異なる。

　　② 原子（b）と原子（d）は非共有電子対の数が等しい。

　　③ 原子（c）は非共有電子対を 3 組もつ。

　　④ 原子（d）と原子（e）は共有電子対の数が等しい。

　　⑤ 原子（e）は 2 つの水素原子間の直線上の中心に位置する。

　　⑥ 原子（b）と原子（e）の酸化数は等しい。

問27 下線（D）について，操作を行う前に器具の洗浄を行った。その方法として最も適切なものを選びなさい。 ┃ へ ┃

① 蒸留水で洗浄し水で濡れたままのホールピペットと，食酢で共洗いしたメスフラスコを使用した。

② 食酢で共洗いしたホールピペットと，蒸留水で洗浄し水で濡れたままのメスフラスコを使用した。

③ ホールピペットとメスフラスコ，どちらも食酢で共洗いして使用した。

④ ホールピペットとメスフラスコ，どちらも蒸留水で洗浄し水で濡れたまま使用した。

⑤ ホールピペットとメスフラスコ，どちらも水道水で洗浄し水で濡れたまま使用した。

問28 下線（E）について，次の手順で実験を行った。

ホールピペットを用いて滴定用試料 10 mL を三角フラスコへ移し，pH を測定しながらビュレットを使って 0.10 mol/L 水酸化ナトリウム NaOH 水溶液により滴定を行ったところ，以下の滴定曲線が得られた。

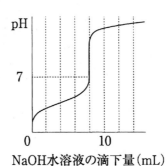

図7 NaOH 水溶液の滴下量と pH の変化

滴定用試料中の酢酸濃度（mol/L）はどれか。適切なものを選びなさい。ただし，滴定用試料は酢酸以外に水酸化ナトリウムと反応するものは含まないとする。 ┃ ほ ┃

① 0.004   ② 0.008   ③ 0.04   ④ 0.08   ⑤ 0.4   ⑥ 0.8

問29 問28の酢酸濃度（mol/L）から，滴定用試料に含まれる酢酸の電離度を 0.020 とすると，滴定前の滴定用試料の pH はどれか。適切なものを選びなさい。ただし，滴定用試料は酢酸以外に酸は含まないものとする。また，pH は水素イオン濃度を $[H^+]$ としたときに，$pH = -\log_{10}[H^+]$ で表され，$\log_{10} 2.0 = 0.30$ とする。 ┃ ま ┃

① 1.7   ② 2.1   ③ 2.3   ④ 2.6   ⑤ 2.8   ⑥ 3.3

7　遺伝子に関する文章を読み，次の問いに答えなさい。

　増殖している細胞が一度分裂してから次の分裂をするまでの周期を細胞周期という。細胞周期はG1期（DNA合成準備期），S期（DNA合成期），G2期（分裂準備期），M期（分裂期）の4つに分けられ，それが順に繰り返される。細胞分裂において，DNAは複製され，次の分裂細胞内へと移動する。これを調べる目的で，タマネギの根端分裂細胞を実験材料として集めた。5000個の細胞を集め，細胞あたりのDNA量を計測したところ，図8のような結果が得られた。なお，結果の図は度数分布表として示した。またグラフのDNA量（相対値）は各階級の中央値をそのデータの代表値として記した。

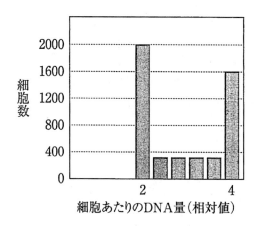

図8　細胞あたりのDNA量（相対値）と細胞数

問30　図8の結果から読み取れるものとして，**不適切なもの**を選びなさい。　み

① 細胞あたりのDNA量（相対値）は「4」の階級のほうが「2」の階級の2倍量程度ある。

② 細胞あたりのDNA量（相対値）「2」の階級の細胞数が最も多い。

③ 細胞あたりのDNA量（相対値）が「3.0」であることはない。

④ 細胞あたりのDNA量（相対値）が「3.2」の階級の細胞の総数は，全体の約7％である。

問 31　図 8 の結果と，細胞周期の DNA 複製の特性を合わせて考えた。そこから想定される ものとして適切なものを選びなさい。　む

① 細胞あたりの DNA 量（相対値）が「2」の階級の細胞には G2 期の細胞が含まれる。
② 細胞あたりの DNA 量（相対値）が「2」の階級の細胞には M 期の細胞が含まれる。
③ 細胞あたりの DNA 量（相対値）が「4」の階級の細胞には G1 期の細胞が含まれる。
④ 細胞あたりの DNA 量（相対値）が「4」の階級の細胞には M 期の細胞が含まれる。
⑤ 細胞あたりの DNA 量（相対値）が「3.6」の階級の細胞には G1 期の細胞が含まれる。

問 32　この結果から，細胞周期と細胞あたりの DNA 量（相対値）の関係性のグラフを作成し てみた。適切なものを選びなさい。　め

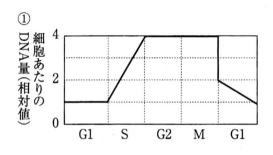

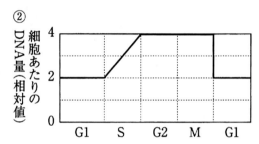

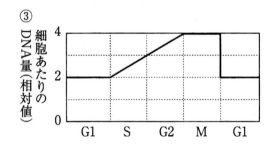

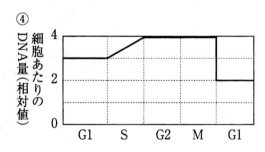

問 33　図 8 の実験に用いた細胞を酢酸カーミン液で染色したところ，M 期の細胞が 1000 個程 度であった。また細胞を培養したところ，細胞数が 2 倍になる時間は 25 時間であった。 各期の細胞数の割合とその期に要する時間が比例するとした場合，M 期に要する時間は 何時間か。適切なものを選びなさい。　も

① 3 時間程度　　② 4 時間程度　　③ 5 時間程度
④ 7 時間程度　　⑤ 10 時間程度

8　睡眠時間と死亡率に関する文章と図を読み，以下の問いに答えなさい。

Many people will agree that the duration of sleep influences our daily physical and mental condition. According to the self-reported questionnaire for adult men and women in Japan, the average sleep duration on weekdays was collected. Additionally, data on death was added based on the follow-up study of about 10 years, and the association between sleep duration and mortality was investigated.

Figure A and B are the histograms of sleep duration in Japanese men and women, respectively. The number above each bar shows the actual number of participants. Figure C illustrates the mortality rate for each sleep duration. The black bars and gray bars depict data of men and women, respectively. The number above each bar shows the percentage of mortality rate.

Figure A

Figure B

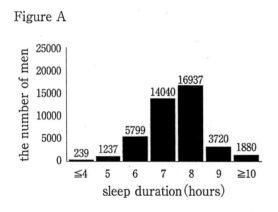

Figure C

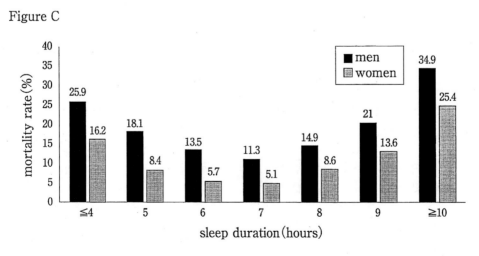

（出典：Tamakoshi and Ohno, SLEEP 2004;27(1):51-4)

図 9　睡眠時間と死亡率の関係

問 34　According to the Figures A and B, please choose the appropriate option.　や

　　① The total number of male participants in this study is about 30000.

　　② For women, the most frequent duration of sleep is 8 hours.

　　③ For men, the third least frequent duration of sleep is 5 hours.

　　④ The number of women who sleep for less than 6 hours is about 3400.

問 35　Please select the box plot of sleep duration in women.　ゆ

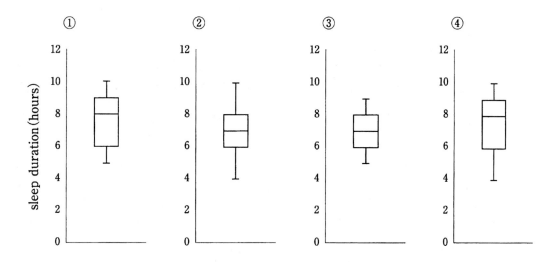

問 36　Based on the Figure C, please choose the appropriate option.　よ

　　① The mortality rate in men is lower than that in women irrespective of sleep duration.

　　② The mortality rate in men is two times higher than that in women with regards to the participants who sleep for more than 10 hours.

　　③ It is possible that both short sleepers and long sleepers have higher risk of death.

　　④ A positive correlation is observed between the mortality rate and sleep duration in men.

問 37　The estimated number of deaths in women who sleep for 4 hours or less is　らり　.

英　語

問　題

（2科目　120分）

4年度

一般Ⅱ期

1　次の英文を読み下記の設問に答えなさい。

You need to eat because food gives you energy. This energy is usually measured in calories. Technically, a calorie is the amount of heat required to raise the temperature of a gram of water by one degree Celsius. Part of your body's need for energy is just to （　1　） your basic life systems. But you also need food for the extra energy required whenever you undertake any physical activity — even just moving your eyes to read this page.

When you rest, watch TV or sleep, your body is still working. This is because your lungs need energy to filter oxygen from 2)[you / air / the / breathe]. Also, your heart needs energy to pump the oxygen-enriched blood to your body's cells and organs. Your body is always repairing, replacing and cleaning parts of itself. It has to control its temperature, even when you are sleeping. When you are awake, your body needs even more energy （　3　） your heart beats faster and your lungs work harder.

The energy you need comes from two places: the food that you eat and the energy stored as fat in your body. Fat is （　4　） all over your body, but excess fat is mainly stored in certain places such as the waist area. We all eat different amounts, depending on both our sizes and how active we are. Generally, an adult man eats about 2,500 calories of food a day. To be healthy, this should include about 83 grams of fat, 60 grams of protein and 25 grams of fiber, as well as various minerals and vitamins.

When you want to 5)put on weight, the solution is easy. Eat more, consuming more calories. When you want to lose weight, you generally have to eat less, consuming fewer calories, but you also have to exercise. The reason exercise is important has to do （　6　） how your body works. Actually, your body does not like to lose weight. So when you eat less, it does not automatically start 7)[use] up fat. Usually, you will lose liquids instead, and then even muscle.

When you exercise, you have a choice of many different activities and they do not need to be too strenuous, but they should be regular and take up twenty to thirty minutes each day. To keep your heart healthy, vigorous exercise three times a week is also recommended.

（1） （ 1 ） に入る語として最も適当なものを次の中から1つ選びなさい。
　　　① measure　　　② replace　　　③ support　　　④ integrate

（2） 2) の [　　] 内の語を正しく並べ換えた際に3番目に来るものを次の中から1つ選びなさい。
　　　① you　　　② air　　　③ the　　　④ breathe

（3） （ 3 ） に入る語として最も適当なものを次の中から1つ選びなさい。
　　　① but　　　② which　　　③ because　　　④ unless

（4） （ 4 ） に入る語として最も適当なものを次の中から1つ選びなさい。
　　　① distributed　　　② directed　　　③ dissolved　　　④ displayed

（5） 5) の "put on" と同義のものを次の中から1つ選びなさい。
　　　① promote　　　② accelerate　　　③ gain　　　④ impose

（6） （ 6 ） に入る語として最も適当なものを次の中から1つ選びなさい。
　　　① with　　　② at　　　③ on　　　④ for

（7） の [use] について，本文に適する形のものを次の中から1つ選びなさい。
　　　① used　　　② to have used　　　③ using　　　④ to be using

（8） 本文の内容に**一致する**ものを次の中から1つ選びなさい。
　　　① 体内エネルギーは食べるものの量と成分の2つに由来する。
　　　② 食事量を減らすと体内脂肪も減少する。
　　　③ 水分保持と血中酸素濃度が最も重要である。
　　　④ 心臓の健康には週3回の運動が推奨される。

（9） 本文の内容に**関連のないもの**を次の中から1つ選びなさい。
　　　① 熱量の単位　　　② 適度な運動
　　　③ 血管の老化　　　④ 脂肪の蓄積

(10) 本文の内容と**一致する**ものを次の中から 1 つ選びなさい。

   ① The best way to keep healthy is to take in as many vitamins as possible.

   ② To lose weight, it is necessary to eat less and do moderate exercise.

   ③ Extra energy for physical activity is filtered by the lungs.

   ④ We have to keep an accurate record of the amounts of nutrients we eat.

2　次の各文について，各空欄に入れるのに最も適するものを，それぞれ下記の①〜④の
中から1つ選びなさい。

(11)　A: This elevator is now out of service due to a routine (　　).

　　B: Then I will come back again later. I don't like to take the stairs.

　　① application　　　② information

　　③ nomination　　　④ inspection

(12)　A: I've been very busy these days, so I often go without breakfast.

　　B: No (　　) how busy you are, you have to take breakfast in order to stay
　　　healthy.

　　① problem　　　② matter　　　③ point　　　④ sense

(13)　A: Well, it is about time we (　　) goodbye.

　　B: Please be sure to send me an email when you get back home. OK?

　　① are talking　　　② were talking

　　③ are saying　　　④ were saying

(14)　A: Today, I have a lot of mathematics homework!

　　B: Don't worry. I'm (　　) to help you with it.

　　① dealing　　　② bringing　　　③ willing　　　④ turning

(15)　A: My mother is not as interested in gardening as she (　　).

　　B: I am very disappointed to hear that.

　　① will be　　　② used to be　　　③ shall be　　　④ to be so

(16)　A: I think it is necessary to reduce the amount of fossil fuels that we use
　　　for energy.

　　B: I also think that's an important point. I (　　) you.

　　① refer to　　　② apply for　　　③ insist on　　　④ agree with

3 次の文中の （ ） に入るものとして最も適するものをそれぞれ1つ選びなさい。

Industrial societies need huge amounts of energy to run their homes, vehicles and factories. More than 80 percent of this energy comes from burning coal, oil, and natural gas. These are called fossil fuels, (17) they were formed from plants and tiny sea creatures that lived on Earth many millions of years ago. They include fuels made from oil, such as gasoline, diesel and fuel for jet planes.

Most large power stations burn fossil fuels. The heat is used to boil water and make steam. The force of the steam turns turbines which drive generators. There are two main problems with burning fossil fuels. First, their waste gases (18) the atmosphere. These gases include carbon dioxide, which traps the Sun's heat and may be (19) global warming. Second, fossil fuels cannot be replaced. Supplies will eventually run out, so we must find new sources of energy.

To reduce our use of fossil fuels, (20) energy sources are needed. There are possibilities. Hydroelectric systems generate electricity using the (21) of water from a lake behind a dam. Solar panels use the Sun's radiant energy to heat water, while solar cells use it to generate electricity. In wind farms, generators are turned by giant wind turbines, that is, windmills.

(17) ① though ② because ③ so that ④ if

(18) ① reduce ② infect ③ decay ④ pollute

(19) ① offering ② causing ③ removing ④ damaging

(20) ① executive ② active ③ alternative ④ positive

(21) ① flow ② connection ③ limit ④ slope

数　学

問題

（2科目　120分）

一般Ⅱ期

4年度

1

(1) x の数式 $3x^3 + x^2 - ax - 3$ を x の数式 $x^2 - x - b$ で割ったときの余りが $-3x + 1$ である。このとき，定数 a, b の値は

$$a = \boxed{アイ}, \quad b = \boxed{ウ} \ である。$$

(2) x の関数 $f(x) = 2\sin x + \cos 2x$ （ただし，$0 \leqq x < 2\pi$）は

$$x = \frac{\pi}{\boxed{エ}}, \quad \frac{\boxed{オ}}{\boxed{カ}}\pi \ のとき最大値 \ \frac{\boxed{キ}}{\boxed{ク}}$$

$$x = \frac{\boxed{ケ}}{\boxed{コ}}\pi \ のとき，最小値 \ -\boxed{サ}$$

をとる。

(3) 関数 $f(x) = 2^{2x} + 2^{-2x} - 5(2^x + 2^{-x}) + 7$

は，$x = \pm\boxed{シ}$ のとき最小値 $-\dfrac{\boxed{ス}}{\boxed{セ}}$ をとる。

(4) 原点を中心とする半径 2 の円と直線 $y = -x + 1$ の交点と，点 $(3, 1)$ を通る円の方程式は

$$x^2 + y^2 - \boxed{ソ}x - \boxed{タ}y - \boxed{チ} = 0$$

である。

2

(1) 方程式 $\log_x 2 + \log_2 x = \dfrac{10}{3}$

の解は，$x = \sqrt[3]{\boxed{ツ}}$，$\boxed{テ}$

の 2 つである。

(2) x の関数 $y = (\log_2 x)^2 - \log_2 x + 1$

は，x が（1）の 2 個の解の間（両端を含む）の実数値をとって変化するとき

$x = \boxed{ト}$ で最大値 $\boxed{ナ}$，$x = \sqrt{\boxed{ニ}}$ で最小値 $\dfrac{\boxed{ヌ}}{\boxed{ネ}}$

をとる。

3

ある試行において 3 つの事象 A, B, C があり，これらの確率について

$$P(B) = \frac{1}{2}, \quad P(C) = \frac{3}{5}$$

$$P(A \cap B) = \frac{1}{5}, \quad P(B \cap C) = \frac{3}{10}, \quad P(C \cap A) = \frac{2}{5}$$

$$P(A \cap B \cap C) = \frac{1}{10}, \quad P(A \cup B \cup C) = \frac{9}{10}$$

とする。ただし，$P(S)$ は事象 S の起こる確率を，$P(\overline{S})$ は S の余事象の起こる確率を表すものとする。

(1)　$P(A \cap B \cap \overline{C}) = \dfrac{\boxed{\text{ノ}}}{\boxed{\text{ハヒ}}}$ である。

(2)　$P(C \cap \overline{A \cup B}) = \boxed{\text{フ}}$ である。

(3)　$P(A) = \dfrac{\boxed{\text{ヘ}}}{\boxed{\text{ホ}}}$ である。

$\boxed{4}$

(1) 関数 $f(x)$ が $f(x) = (x^2 - 1) + \int_0^2 f(x)\,dx$ として与えられているとき，$\int_0^2 f(x)\,dx$ は定数であり，その値は $-\dfrac{\boxed{マ}}{\boxed{ミ}}$ である。

(2) 関数 $g(x)$ が $g(x) = |x^2 - 1| + \int_0^2 g(x)\,dx$ として与えられているとき，$\int_0^2 g(x)\,dx$ は定数であり，その値は $-\boxed{ム}$ である。また $\int_0^a g(x)\,dx = \dfrac{4}{3}$ のとき，$a = \boxed{メ}$ である。ただし，$a > 0$ とする。

化　学

問題
(2科目　120分)

一般Ⅱ期

4年度

1　物質の構成と構造に関する，次の問1〜問5に答えよ。

問1　**混合物ではない物質**を〔解答群〕から1つ選べ。　1

1 の〔解答群〕

① 空気　　　② 石油　　　③ シュウ酸

④ 水道水　　⑤ 塩酸　　　⑥ ボーキサイト

問2　次のイオンのうち価数が同じイオンの組み合わせを〔解答群〕から1つ選べ。　2

a　カルシウムイオン

b　硝酸イオン

c　アルミニウムイオン

d　硫酸イオン

2 の〔解答群〕

① aとb　　② aとc　　③ aとd

④ bとc　　⑤ bとd　　⑥ cとd

問3　常温・常圧で無極性分子として存在する化合物を〔解答群〕から1つ選べ。　3

3 の〔解答群〕

① フッ化水素　　② 硫化水素　　③ 二酸化炭素

④ 水　　　　　　⑤ アンモニア　⑥ 塩化水素

問 4　物質が結晶の状態で存在するとき，物質名とその結晶の種類の組み合わせが**適当でないもの**を〔解答群〕から 1 つ選べ。　4

4　の〔解答群〕

	物質名	結晶の種類
①	酸化アルミニウム	イオン結晶
②	ドライアイス	分子結晶
③	黒鉛	共有結合結晶
④	氷	分子結晶
⑤	カルシウム	金属結晶
⑥	ヨウ素	共有結合結晶

問 5　価電子数が最大の原子を〔解答群〕から 1 つ選べ。　5

5　の〔解答群〕

① B　　　② K　　　③ S　　　④ Ne　　　⑤ N　　　⑥ Mg

2　化学の基本計算に関する，次の問 1～問 4 に答えよ。

問 1　溶液に関する次の (1)～(3) に答えよ。

(1) $0.250\,mol/L$ のグルコース $C_6H_{12}O_6$ 水溶液を $600\,mL$ 作製したい。グルコースを何 g はかりとって，水溶液の全体量が $600\,mL$ になるように水を加えればよいか。最も近いものを〔解答群〕から 1 つ選べ。ただし，グルコースのモル質量は，$180\,g/mol$ である。　6

6　の〔解答群〕

①　$12.0\,g$　　②　$27.0\,g$　　③　$36.0\,g$　　④　$54.0\,g$　　⑤　$60.0\,g$

(2) $20\,g$ の硫酸銅(II)五水和物 $CuSO_4 \cdot 5H_2O$ を $180\,g$ の水に完全に溶解させた。この硫酸銅(II)五水和物水溶液の質量パーセント濃度として，最も近いものを〔解答群〕から 1 つ選べ。ただし，硫酸銅(II)のモル質量を $160\,g/mol$，水のモル質量を $18.0\,g/mol$ とする。　7

7　の〔解答群〕

①　$6.40\,\%$　　②　$8.00\,\%$　　③　$10.0\,\%$　　④　$12.8\,\%$　　⑤　$16.0\,\%$

(3) 質量パーセント濃度が 36.5 ％ の塩酸（密度 1.20 g/cm³）のモル濃度〔mol/L〕として，最も近いものを〔解答群〕から 1 つ選べ。ただし，塩化水素のモル質量を 36.5 g/mol，水のモル質量を 18.0 g/mol とする。 8

8 の〔解答群〕

① 6.00 mol/L ② 9.00 mol/L ③ 12.0 mol/L

④ 15.0 mol/L ⑤ 18.0 mol/L

問2 固体の溶解に関する，次の文中の空欄 9 ～ 11 にあてはまる数値として，最も近いものをそれぞれの〔解答群〕から 1 つずつ選べ。ただし，溶解度〔g/100 g 水〕は，水 100 g に溶ける溶質の最大質量（g 単位）の数値である。

80 ℃における物質 X（無水塩）の水に対する溶解度は 60.0〔g/100 g 水〕であるので，80 ℃における物質 X の飽和水溶液 400 g には 9 g の物質 X が溶解している。一方で，20 ℃において，125 g の水には物質 X（無水塩）が最大で 25.0 g まで溶解する。このことから，20 ℃における物質 X（無水塩）の水に対する溶解度は 10 〔g/100 g 水〕であることがわかる。80 ℃において，質量パーセント濃度が 25 ％ の物質 X の水溶液 400 g を 20 ℃に冷却すると， 11 g の物質 X（無水塩）が析出する。

9 の〔解答群〕

① 120 ② 150 ③ 180 ④ 240 ⑤ 300

10 の〔解答群〕

① 12.5 ② 16.7 ③ 20.0 ④ 25.0 ⑤ 30.0

11 の〔解答群〕

① 10.0 ② 20.0 ③ 40.0 ④ 60.0 ⑤ 80.0

問3　化学変化に関する，次の文中の空欄 12 ～ 14 に当てはまる数値として，最も近いものを〔解答群〕から1つずつ選べ。ただし，原子量は H：1.00，C：12.0，O：16.0 とする。

グルコース $C_6H_{12}O_6$ は酸素と反応して，二酸化炭素と水蒸気を生じる。このとき進行する化学変化は，以下の化学反応式で表すことができる。式中の $a \sim d$ は化学反応式の係数であり，これらの中には，通常は省略される1も含まれている。

$$a\ C_6H_{12}O_6 + b\ O_2 \longrightarrow c\ CO_2 + d\ H_2O$$

化学反応式の係数 d の値は 12 ，3.00 g のグルコース $C_6H_{12}O_6$ が完全燃焼するときには，最大で 13 mol の二酸化炭素と 14 g の水が生成される。

12 の〔解答群〕

① 2　　② 4　　③ 6　　④ 8　　⑤ 12

13 の〔解答群〕

① 0.01　　② 0.03　　③ 0.06　　④ 0.10　　⑤ 0.12

14 の〔解答群〕

① 0.06　　② 0.12　　③ 0.60　　④ 1.20　　⑤ 1.80

問4　次の記述 a～c について，下線部の原子または分子の物質量の大小関係が正しく表されているものを〔解答群〕から1つ選べ。ただし，原子量は，H：1.00，C：12.0，O：16.0，標準状態（0℃，1.013×10^5 Pa）における気体のモル体積は 22.4 L/mol とする。 15

a　64 g の酸素 O_2 分子

b　標準状態で 33.6 L を占める窒素 N_2 分子

c　90 g の酢酸 CH_3COOH に含まれる炭素原子

15 の〔解答群〕

① a＞b＞c　　② a＞c＞b　　③ b＞a＞c

④ b＞c＞a　　⑤ c＞a＞b　　⑥ c＞b＞a

3　物質の変化に関する，次の問1～問5に答えよ。

問1　次の実験1および実験2の結果から，金属 A，B，C のイオン化傾向の大小関係として最も適当なものを〔解答群〕から1つ選べ。 16

実験1:金属 A, B, C の板を希塩酸に浸すと, A 板と B 板からは気体が発生したが, C 板からは気体が発生しなかった。

実験2:金属 A, B, C の硝酸塩の各水溶液に亜鉛板を浸すと, 亜鉛板に A と C の単体が析出したが, B の単体は析出しなかった。

16 の〔解答群〕

① A>B>C   ② A>C>B   ③ B>A>C

④ B>C>A   ⑤ C>A>B   ⑥ C>B>A

問2 水溶液が酸性を示す物質として最も適当なものを〔解答群〕から1つ選べ。 17

17 の〔解答群〕

① NH_4Cl ② Na_2CO_3 ③ $NaHCO_3$

④ KCl   ⑤ CH_3COONa

問3 下の図は, 濃度 0.10 mol/L の酸 a, b を 15.0 mL ずつはかり取り, それぞれを 0.10 mol/L の水酸化ナトリウム水溶液で中和滴定したときの滴定曲線である。図の滴定曲線 a, b となる酸の組み合わせとして, 最も適当なものを〔解答群〕から1つ選べ。 18

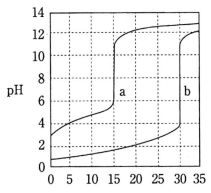

0.10 mol/L NaOH水溶液の滴下量(mL)

18 の〔解答群〕

	滴定曲線 a	滴定曲線 b
①	塩酸	硫酸
②	塩酸	酢酸
③	酢酸	塩酸
④	酢酸	硫酸
⑤	硫酸	塩酸
⑥	硫酸	酢酸

問4　窒素原子を含む次の物質 A〜C において，窒素原子の酸化数の大小関係が正しく並べられているものを〔解答群〕から1つ選べ。　19

A：NO_2　　　　B：N_2　　　　C：NH_3

19 の〔解答群〕

① A<B<C　　② A<C<B　　③ B<A<C

④ B<C<A　　⑤ C<A<B　　⑥ C<B<A

問5　酸化還元反応を利用した滴定実験に関する，下の (1)〜(3) に答えよ。

濃度不明の硫酸鉄(Ⅱ) $FeSO_4$水溶液 25.0 mL を ホールピペット ではかり取り， コニ
(a)　　　　　　　　　　　　　　　　　　　　　　　(b)
カルビーカー に入れた後，少量の希硫酸を加えて酸性にした。これを ビュレット に入れ
(c)
た 0.250 mol/L の過マンガン酸カリウム $KMnO_4$水溶液で滴定すると，15.6 mL で終点に
達した。この滴定実験において，硫酸酸性溶液中の過マンガン酸イオンと鉄(Ⅱ)イオンの
酸化還元反応は，次のイオン反応式で表される。

$$MnO_4^- + 8H^+ + 5e^- \longrightarrow Mn^{2+} + 4H_2O$$

$$Fe^{2+} \longrightarrow Fe^{3+} + e^-$$

(1) この滴定実験に関する記述として**誤りを含むもの**を〔解答群〕から1つ選べ。　20

20 の〔解答群〕

① 過マンガン酸イオンに含まれるマンガン原子の酸化数は+7から+2に変化している。

② 鉄原子の酸化数は+2から+3に変化している。

③ この酸化還元反応において，鉄(Ⅱ)イオンは酸化剤としてはたらく。

④ この酸化還元反応において，1 mol の過マンガン酸イオンと反応する鉄(Ⅱ)イオンの
物質量は5 mol である。

⑤ 水溶液を酸性にするとき，希硫酸の代わりに塩酸や硝酸を用いることはできない。

(2) 滴定実験から決定される硫酸鉄(Ⅱ)水溶液のモル濃度として，最も近いものを〔解答群〕
から1つ選べ。　21

21 の〔解答群〕

① 0.0310 mol/L　　② 0.0780 mol/L　　③ 0.156 mol/L

④ 0.310 mol/L　　⑤ 0.780 mol/L

(3) 下線部 (a)〜(c) のガラス器具が純水で洗浄した直後であった場合，それぞれの器具の使用方法として最も適した組合せを〔解答群〕から1つ選べ。　22

22 の〔解答群〕

	(a) ホールピペット	(b) コニカルビーカー	(c) ビュレット
①	そのまま使用する	そのまま使用する	そのまま使用する
②	そのまま使用する	使用する溶液で内部を洗う	使用する溶液で内部を洗う
③	そのまま使用する	使用する溶液で内部を洗う	そのまま使用する
④	使用する溶液で内部を洗う	そのまま使用する	使用する溶液で内部を洗う
⑤	使用する溶液で内部を洗う	そのまま使用する	そのまま使用する
⑥	使用する溶液で内部を洗う	使用する溶液で内部を洗う	使用する溶液で内部を洗う

4　無機物質および有機化合物の性質と反応に関する，次の問1と問2に答えよ。

問1　次の (1)〜(5) の記述について，最も適する気体を〔解答群〕から1つずつ選べ。

(1) 濃硫酸にギ酸を加えて加熱すると発生する，無色無臭の気体。　23

(2) 銅に希硝酸を加えると発生する，水に溶けにくい無色の気体。　24

(3) 塩化ナトリウムに濃硫酸を加えて穏やかに加熱すると発生する，無色の気体。　25

(4) さらし粉に塩酸を加えると発生する，黄緑色の気体。　26

(5) 塩素酸カリウムに酸化マンガン(Ⅳ) を加えて加熱すると発生する，無色無臭の気体。
　27

23 〜 27 の〔解答群〕
　① 酸素　　　　　② 塩素　　　　　③ 水素
　④ 一酸化炭素　　⑤ 一酸化窒素　　⑥ 塩化水素
　⑦ 二酸化硫黄　　⑧ アンモニア

問2　次の (1)～(5) の記述について，最も適する化合物を〔解答群〕から1つずつ選べ。

(1) トルエンに過マンガン酸カリウム水溶液を加えて長時間加熱すると生じる化合物。
　　28

(2) 塩化鉄(Ⅲ) 水溶液を加えると紫色に呈色し，炭酸水素ナトリウム水溶液にほとんど溶けない化合物。　29

(3) ナトリウムフェノキシドを高温高圧のもとで二酸化炭素と反応させると生じる化合物。
　　30

(4) さらし粉水溶液を加えると，赤紫色を呈する化合物。　31

(5) ベンゼンにニッケルを触媒として高温高圧の水素を作用させると生じる化合物。
　　32

28 ～ 32 の〔解答群〕
① ベンゼンスルホン酸　　② 安息香酸　　③ フェノール
④ サリチル酸　　⑤ フタル酸　　⑥ アニリン
⑦ 塩化ベンゼンジアゾニウム　　⑧ シクロヘキサン

生　物

問題

(2科目　120分)

一般Ⅱ期

4年度

1　動物に関する文章を読み，下記の問いに答えよ。

　動物のからだは多数の細胞が集まって構成されている。これらの細胞集団は階層性を持ち，同じようなはたらきをもつ細胞が集まって_a_組織をつくり，組織が集まって器官をつくり，器官が集まって個体をつくっている。

　細胞の構造は，核と_b_細胞質に大きく分けられる。核は，内部に遺伝情報をもつ染色体があり，染色体の主な成分は，DNAと_c_タンパク質である。細胞質には，ミトコンドリアなどのさまざまな細胞小器官があり，それぞれが特定の機能を分担している。細胞小器官の間は，　ア　という液状の成分が満たしている。

問1　文章中の　ア　に入る語句として正しいものを，①〜⑤より1つ選んで番号を答えよ。
　　　1

①　細胞液　　　②　体液　　　③　組織液　　　④　細胞質基質　　　⑤　血清

問2　下線部aに関して，各細胞の特徴と，その細胞が属する組織の名称を組み合わせとして最も適切なものを，①〜④より1つ選んで番号を答えよ。　　2

細胞の特徴	組織
①　核のある細胞体と，多数の突起とからできている。	筋組織
②　消化管の中でも一番内側にあり，栄養分を吸収する。	上皮組織
③　多数の核を持ち，束状の線維を含んでいる。	結合組織
④　脂肪を多く含んでいる。	神経組織

問3　次のイ～エはそれぞれ何の物質について述べたものか，組み合わせとして正しいもの
を，①～⑥より1つ選んで番号を答えよ。　3

　イ：動物の細胞の重量のおよそ70％を占める。細胞内での化学反応の場や，物質輸送
　　　などにはたらく。

　ウ：細胞のエネルギー源となる。細胞膜などの生体膜の成分となる。

　エ：多くは水に溶けてイオンとして存在し，筋収縮などさまざまな働きに関わる。

	イ	ウ	エ
①	水	脂質	無機物
②	核酸	炭水化物	無機物
③	脂質	炭水化物	核酸
④	無機物	炭水化物	核酸
⑤	水	脂質	タンパク質
⑥	核酸	脂質	タンパク質

問4　下線部 b に関して，下図は動物細胞の模式図で，オ～キの構造体の働きとして適当なものを①～⑨から選べ。

（オ）：　4　　　　（カ）：　5　　　　（キ）：　6

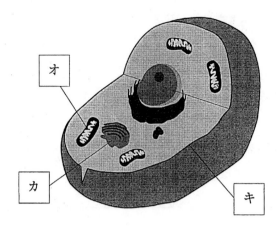

① 内部にある遺伝情報にもとづいて，細胞のかたちや働きを決定する。

② 核と細胞質とを隔てる二重の生体膜である。

③ 二重の生体膜でできており，チラコイドと呼ばれる扁平の袋状構造が存在する。

④ 呼吸を行う場で，有機物からエネルギーを取り出す。

⑤ 一層の生体膜でできており，数層に重なる扁平な袋状構造と，周囲の球状の小胞からなる。

⑥ 内部が細胞液で満たされており，アミノ酸・炭水化物・無機塩類などが含まれる。

⑦ RNA とタンパク質からできており，大サブユニットと小サブユニットからできている。

⑧ 光エネルギーを利用して水と二酸化炭素から有機物を合成する。

⑨ 細胞質の最外層として存在し，細胞の内部と外部の物質のやりとりを行っている。

問5　下線部 c に関して，染色体を構成するタンパク質を，①～⑤より1つ選んで番号を答えよ。　7

① ヒストン　　　② ヌクレオソーム　　　③ テロメア

④ ヌクレオチド　　⑤ クロマチン

2 呼吸に関する文章を読み，下記の問いに答えよ。

呼吸は，解糖系，クエン酸回路，電子伝達系の3つの反応過程に分けられる。呼吸基質としてグルコースを用いる場合，グルコース1分子は解糖系において炭素数が A のピルビン酸2分子になる。ピルビン酸はミトコンドリアのマトリックスに取り込まれ， ア に変換されてクエン酸回路に入る。クエン酸回路では， ア 1分子と炭素数が B の イ 1分子が結合し，炭素数が C のクエン酸1分子ができる。クエン酸1分子は数段階の反応を経て， イ に変換される。クエン酸回路では， ア 1分子につき D 分子の CO_2 が発生する。また，解糖系とクエン酸回路を経て， ウ と $FADH_2$ ができる。

解糖系とクエン酸回路を経て生成した ウ と $FADH_2$ は，電子伝達系に電子をわたす。電子伝達系にわたされた電子は，最終的に H^+ と O_2 と結合し H_2O を生じる。この間に放出されるエネルギーを使って，ATP 合成酵素のはたらきにより多くの ATP が合成される。

問1 文章中の ア ～ ウ に入る語句の組合せとして正しいものを，①～⑧より1つ選んで番号を答えよ。 8

	ア	イ	ウ
①	オキサロ酢酸	アセチル CoA	NADH
②	オキサロ酢酸	アセチル CoA	NAD^+
③	フマル酸	リンゴ酸	NADH
④	フマル酸	リンゴ酸	FAD
⑤	コハク酸	フマル酸	NAD^+
⑥	コハク酸	フマル酸	FAD
⑦	アセチル CoA	オキサロ酢酸	NAD^+
⑧	アセチル CoA	オキサロ酢酸	NADH

問2 文章中の A ～ D に入る数字の組合せとして正しいものを，①～⑥より1つ選んで番号を答えよ。 9

	A	B	C	D
①	2	3	5	1
②	2	3	5	2
③	3	4	6	1
④	3	4	6	2
⑤	4	3	5	1
⑥	4	3	6	2

問3　下線部に関して，ATP合成酵素での反応について正しいものを，①〜④より1つ選んで番号を答えよ。　10

　　① H⁺が膜間腔からマトリックスへと濃度勾配にしたがってATP合成酵素を通るときにATPが合成される。

　　② H⁺が膜間腔からマトリックスへと濃度勾配に逆らってATP合成酵素を通るときにATPが合成される。

　　③ H⁺がマトリックスから膜間腔へと濃度勾配にしたがってATP合成酵素を通るときにATPが合成される。

　　④ H⁺がマトリックスから膜間腔へと濃度勾配に逆らってATP合成酵素を通るときにATPが合成される。

問4　グルコース1分子を呼吸基質としたとき，最大で何分子のATPが合成されるか。正しいものを，①〜⑤より1つ選んで番号を答えよ。　11

　　① 2分子　　② 8分子　　③ 12分子　　④ 34分子　　⑤ 38分子

問5　多くの生物は，エネルギーを取り出す方法として，呼吸基質の分解にO₂を用いる方法と用いない方法の2つを使い分けている。たとえばヒトでは，激しい運動によって筋肉で多くのATPを消費する場合，まず　エ　からADPへとリン酸を転移してATPを合成し，次にO₂を用いない方法でATPを合成する。このO₂を用いずにATPを合成する反応を　オ　といい，基質として用いたグルコースは乳酸に分解される。ある程度の時間継続する運動では，O₂を用いる方法がメインとなり，基質としてグルコースだけでなく，　カ　や　キ　も用いるようになる。

　(1) 文章中の　エ　，　オ　に入る語句の組合せとして正しいものを，①〜⑥より1つ選んで番号を答えよ。　12

	エ	オ
①	クレアチンリン酸	電子伝達系
②	クレアチンリン酸	解糖
③	クレアチンリン酸	乳酸発酵
④	クレアチン	電子伝達系
⑤	クレアチン	解糖
⑥	クレアチン	乳酸発酵

(2) 文章中の ┃ カ ┃, ┃ キ ┃ に入る語句として正しいものを，①～⑦より2つ選んで番号を
答えよ。 ┃ 13 ┃

① 水　　　② 無機塩類　　　③ セルロース　　　④ アミラーゼ

⑤ 脂肪　　　⑥ タンパク質　　　⑦ 核酸

┃ 3 ┃　　遺伝子の発現に関する文章を読み，下記の問いに答えよ。

DNAはヌクレオチドが多数連結した2本の鎖が，┃ ア ┃ の部分で水素結合によってゆるく
結合したらせん状の物質である。ヌクレオチド鎖には方向性があり，一方を5′末端，もう一方
を3′末端という。DNAの複製のときにはたらく酵素である ┃ イ ┃ は，┃ ウ ┃ 末端に次のヌ
クレオチドを結合させる。

真核生物ではDNA上の遺伝情報は，核内で a RNAに転写される。このあとRNAから
┃ エ ┃ が起こり，成熟したmRNAは細胞質へ移動する。細胞質中のtRNAはアンチコドンに
対応した特定のアミノ酸と結合する。mRNAはリボソームと結合し，コドンに相補的なアン
チコドンをもつtRNAがつぎつぎに並び，アミノ酸を結合していく。

コドンに対応するアミノ酸が何であるかは，1960年代に次のような実験によって明らかに
なった。

〈実験〉大腸菌の抽出液に，塩基としてウラシル（U）とグアニン（G）だけを含む人工RNA
を加えた。b このときU：G＝4：1の割合となっておりUとGの配列はランダムで
ある。結果得られたポリペプチドは，次のようなアミノ酸が特定の割合で含まれてい
た。なお，割合はもっとも多く得られたアミノ酸であるフェニルアラニン（UUU）を
100として計算したものである。

アミノ酸	割合	アミノ酸	割合
フェニルアラニン	100	システイン	25
バリン	31	グリシン	8
ロイシン	25	トリプトファン	6

なお，バリンとグリシンについてはコドンの1個目の塩基はGで，トリプトファ
ンのコドンは1つしかないことがわかっている。

問1　文章中の　ア　～　ウ　に入る語句と数字の組合せとして正しいものを，①～⑨より1つ選んで番号で答えよ。　14

	ア	イ	ウ
①	糖	DNA ポリメラーゼ	5′
②	糖	RNA ポリメラーゼ	3′
③	糖	DNA ポリメラーゼ	3′
④	塩基	DNA ポリメラーゼ	5′
⑤	塩基	RNA ポリメラーゼ	5′
⑥	塩基	DNA ポリメラーゼ	3′
⑦	リン酸	DNA ポリメラーゼ	5′
⑧	リン酸	DNA ポリメラーゼ	3′
⑨	リン酸	RNA ポリメラーゼ	3′

問2　エ　にあてはまる記述として正しいものを，①～④より1つ選んで番号を答えよ。　15

① エキソンが抜けてイントロンがつながるスプライシング。

② イントロンが抜けてエキソンがつながるスプライシング。

③ エキソンとイントロンがランダムにつながるスプライシング。

④ エキソンとイントロンが入れ替わるスプライシング。

問3　下線部aに関して，図1のようなDNAの塩基配列を転写してできたRNAの塩基配列として正しいものを，①～④より1つ選んで番号を答えよ。なお，下の鎖がセンス鎖（非鋳型鎖）である。　16

5′-TTCATTC-3′
3′-AAGTAAG-5′
図 1

① 5′-TTCAUUC-3′　　② 5′-AAGUAAG-3′

③ 5′-GAAUGAA-3′　　④ 5′-CUUACTT-3′

問4　下線部 b に関して，この人工 RNA において存在しうる 3 つ組塩基は以下の 8 通りである。

$$\text{UUU　UUG　UGU　GUU　UGG　GUG　GGU　GGG}$$

これらのうち，最も少なくできる GGG に対して最も多い UUU は何倍できると考えられるか。最も適切なものを，①〜⑥より 1 つ選んで番号を答えよ。　17

①　4　　　②　5　　　③　16　　　④　25　　　⑤　64　　　⑥　125

問5　実験より，ロイシンのコドンとして可能性のあるものを，①〜⑥より 2 つ選んで番号を答えよ。　18

①　UUG　　　②　UGU　　　③　GUU　　　④　UGG

⑤　GUG　　　⑥　GGU

問6　実験より，トリプトファンのコドンはどれか。正しいものを，①〜⑥より 1 つ選んで番号を答えよ。　19

①　UUG　　　②　UGU　　　③　GUU　　　④　UGG

⑤　GUG　　　⑥　GGU

問7　タンパク質を構成するアミノ酸は 20 種類である。アミノ酸 4 個からなるポリペプチドは何種類できるか。最も近いものを，①〜⑥より 1 つ選んで番号を答えよ。　20

①　24 種類　　　②　80 種類　　　③　1.2×10^4 種類

④　1.6×10^5 種類　　　⑤　3.2×10^5 種類　　　⑥　6.4×10^5 種類

4　　体内環境に関する文章を読み，下記の問いに答えよ。

　　a体内環境は一定に保たれていないと生命活動に影響が出る。そのため，体内環境のイオン，酸素，グルコースなどの濃度や体温などが一定の範囲内に保たれている。このしくみを恒常性と呼ぶ。恒常性の維持には，肝臓やb腎臓といった内臓器官の他，c自律神経系や内分泌系がはたらいている。

問1　　下線部 a に関して，多くの動物では，体内環境を維持するために血液循環を行っている。ヒトの血液の流れ方に関する次の記述のうち，**誤っているもの**を①～④より1つ選んで答えよ。　21

　　①　左心室　──→　大動脈　──→　全身　──→　大静脈　──→　右心房

　　②　右心室　──→　肺動脈　──→　肺　──→　肺静脈　──→　右心房

　　③　左心房　──→　左心室　──→　大動脈　──→　全身

　　④　右心房　──→　右心室　──→　肺動脈　──→　肺

問2　　下線部 b に関して，ヒトの腎臓について，次の問いに答えよ。

　(1)　ボーマンのうにつながった細長い管を何というか。正しいものを，①～⑤より1つ選んで番号を答えよ。　22

　　①　集合管　　②　ネフロン　　③　輸尿管　　④　細尿管　　⑤　腎小体

　(2)　腎臓の構造として**誤っているもの**を，①～⑤より1つ選んで番号を答えよ。　23

　　①　腎臓は背中側の腰よりやや高い位置に左右一対ある。

　　②　髄質には腎小体と細尿管がある。

　　③　腎小体とそれに続く細尿管をネフロンという。

　　④　腎小体は糸球体とボーマンのうからなる。

　　⑤　細尿管は，ほかの細尿管とともに集合管をつくる。

問3　　下線部 c について，自律神経系のうち副交感神経の働きによって起こるものを，①～⑥より2つ選んで番号を答えよ。　24

　　①　瞳孔の拡大　　　　②　心臓の拍動の抑制　　　③　気管支の収縮

　　④　胃の運動の抑制　　⑤　立毛筋の収縮　　　　　⑥　すい液の分泌抑制

問 4　恒温動物では，皮膚で受けた外気温の刺激にともなって，熱の産生量や放出量を調整して，体温をほぼ一定に保つしくみが備わっている。

　　　d ヒトの体表からの熱放散は，放射によるもの・壁などとの温度差による伝導や対流によるもの，発汗による蒸発によるもの，に分けられる。また，体内ではふるえ（筋肉の収縮）や代謝により熱産生を行う。図 1 はある哺乳類における外気温と二酸化炭素排出量のグラフである。次の問いに答えよ。

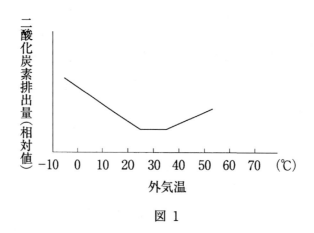

図 1

(1)　体温を上昇させる際にはたらくホルモンを，①〜④より 1 つ選んで番号を答えよ。

　　　25

　　①　グルカゴン　　　②　鉱質コルチコイド　　　③　バソプレシン

　　④　アドレナリン

(2) 下線部 d について，熱は温度の高い方から低い方へと伝わる性質があるので，ヒトの体温と外気温との差があると熱の移動が起こる。ヒトにおける外気温の変化と体表からの熱放散量のグラフとして適切なものを，①〜④より1つ選んで番号を答えよ。　26

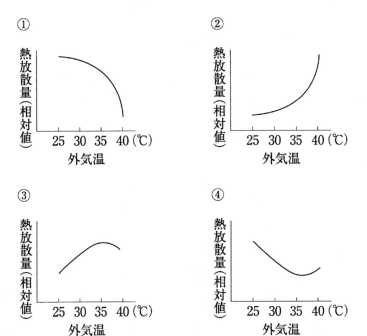

①

熱放散量（相対値）

25　30　35　40（℃）
外気温

②

熱放散量（相対値）

25　30　35　40（℃）
外気温

③

熱放散量（相対値）

25　30　35　40（℃）
外気温

④

熱放散量（相対値）

25　30　35　40（℃）
外気温

(3) 図1において，外気温が 25℃〜35℃ の範囲では二酸炭素排出量が少ない。この理由として正しいものを，①〜④より1つ選んで番号を答えよ。　27

① 活動に適した外気温であり，細胞内での代謝が活発化しているから。

② 体内深部の温度と近いので，体内で熱を産生する必要がないから。

③ 外気によって体温を奪われないよう，取り込む酸素量を抑えているから。

④ 熱放散量を増やすため，代謝が盛んに行われているから。

5 植生に関する文章を読み，下記の問いに答えよ。

　ある地域に生育する植物全体を植生とよぶ。光の強さ，土壌の pH，温度などの違いによって，地域ごとにさまざまな植生が見られる。

　ある地域において植生を調べた。まず，3 m×3 m の正方形の土地を 50 cm×50 cm の面積で 36 枠に分けた。36 枠のうちからランダムに 6 枠を選び，方形区 A〜F とした。各方形区において，生育する植物の種類と各種類の被度および頻度を調べた。その結果を表 1 に示す。

　なお，被度とはその植物が地表をどのくらい覆っているかを示すもので，被度階級 0〜5 で表した。被度（平均）は（植物の被度階級の和）÷（調査した全方形区数）を表す。また，頻度とは（その植物が出現した方形区数）÷（調査した全方形区数）の割合を表すものである。

被度階級

| 0 | 1 | 2 | 3 | 4 | 5 |

被度
| なし | 〜10%未満 | 〜25%未満 | 〜50%未満 | 〜75%未満 | 75%以上 |

(灰色の部分は植物が覆っているところ)

表 1

植物 ＼ 方形区	A	B	C	D	E	F	被度(平均)	頻度
ナズナ	0	0	3	2	1	1	ア	0.7
ムカシヨモギ	0	1	2	0	0	0	0.5	イ
ハコベ	2	1	1	2	3	1	ウ	エ
アカザ	1	0	3	0	0	4	オ	0.5
シロツメクサ	1	1	0	2	0	0	0.7	0.5
オオバコ	1	0	1	0	0	1	0.5	0.5
スミレ	0	1	0	0	0	0	0.2	0.2

(被度，頻度は小数第二位を四捨五入して小数第一位まで示した)

問1　表1中のア～オに当てはまる数値として正しいものを，①～⓪より1つずつ選んで番号を答えよ。なお，同じ番号を2回以上選んでもよい。

ア：28　　イ：29　　ウ：30　　エ：31　　オ：32

①　0.1　　②　0.2　　③　0.3　　④　0.4　　⑤　0.5

⑥　0.7　　⑦　1.0　　⑧　1.2　　⑨　1.3　　⓪　1.7

問2　被度（平均），頻度ともに最も高いものを優占種と考える。表1より，優占種として正しいものを，①～⑦より1つ選んで番号を答えよ。　33

①　ナズナ　　　　②　ムカシヨモギ　　③　ハコベ　　　④　アカザ

⑤　シロツメクサ　⑥　オオバコ　　　　⑦　スミレ

問3　調査した方形区A～Fの外観はどのようであるか。正しいものを，①～④より1つ選んで番号を答えよ。なお，表1にある以外の植物は生育していなかったものとする。

34

①　コケ植物やシダ植物が多く見られる湿った場所である。

②　草本類が多く見られる草原である。

③　低木と草本類が多く見られる森林と草原の境界である。

④　高木や低木が多く見られる森林である。

問4　人間の活動によって，植生にも影響が出る。次の（ⅰ），（ⅱ）のような現象は，何が原因で起こったものか。正しいものを，①～④より1つずつ選んで番号を答えよ。

（ⅰ）草木が生育できる環境であった土地が，砂漠化して植物が生育できなくなった。
　　　35

（ⅱ）1960年代以降，酸性雨が降り，ヨーロッパや北アメリカでは森林が枯れたり，土壌が汚染されたり，湖沼のpHが変化した。　36

①　冷媒に用いられたフロンやハロン

②　新たな農耕地を作るための森林伐採や，過剰な放牧

③　殺虫剤や食品添加物，ダイオキシンなど

④　工場や自動車の排気ガスに含まれる窒素酸化物や硫黄酸化物

英　語

解答　　4年度

【一般A】

1

〔解答〕
(1) ③　(2) ②　(3) ④　(4) ③　(5) ①
(6) ③　(7) ④　(8) ①　(9) ②　(10) ③

〔出題者が求めたポイント〕
(1) 選択肢訳
① 大気があるにもかかわらず、私たちは地球で生活することができる。
② 大気のために地球で生活するのは難しい。
③ 大気のおかげで私たちは地球で生活できる。
④ 大気のせいで私たちは地球に住むことができない。
(2) 選択肢訳
① すぐに
② 主に
③ 前に
④ めったに～ない
(3) 空欄(3)の前の文が後ろの文の理由になっているので、so が正解。
(4) sunspots and solar flares が the activities of the Sun の具体例となっているので、such as「～など」が正解。
(5) 「～するにつれて」の As が正解。
(6) 正解の英文　contains a gas called ozone
(7) 選択肢訳
① 気温を下げることができる
② 気温が急上昇している
③ 雨が大粒で降ってくる
④ 寒くなる
(8) 選択肢訳
① ～に似ている
② ～を放射する
③ ～を放つ、自由にする
④ ～を発する、放つ
(9) 選択肢訳
① オーロラのようなものを見ることは不可能になるだろう
② 私たちがオーロラを見ることができる可能性はより高い
③ 私たちがオーロラを見ることができるのは言うまでもない
④ 私たちはおそらくオーロラを見ることはできないだろう
(10) 選択肢訳
① 大気圧は、私たちの体の1平方メートルに1キログラムの圧力がかかっているのに等しい。
② 大気中の空気の90%は成層圏に含まれている。
③ 電離層は、地球の周りで電波を反射する重要な役割を担っている。
④ オーロラは、大気中で大気粒子が生成されることで発生する。

〔全訳〕
　私たちが地球上で生活できるのは大気のおかげだ。大気は、地球を取り囲む空気の層で構成されている。オレンジの皮が中の果物を包んでいるように、大気が地球を包んでいるのだ。空気そのものは、主に窒素と酸素からなる気体の混合物である。
　大気の重さは相当なものだ。私たちの周りの空気は1立方メートルあたり1kg以上の空気を含んでいる。私たちにかかる上空の全空気の重さを大気圧という。私たちの体どこでも、1cm四方に1kgの重さがかかっていることになる。
　大気の異なる層は互いに混じり合っている。そのため、それぞれの層の正確な高さを示すことはできない。一年の中の時期や緯度、黒点や太陽フレアなどの太陽の活動によっても変化する。私たちが住んでいるのは対流圏という最も低い層だ。この層には、大気中の空気の90%が含まれている。対流圏の上層に行くにつれて気温は下がる。また、高山では楽に呼吸できるだけの酸素が不足する。対流圏の上にある成層圏はさらに空気が薄く、気温は上昇する。成層圏には、酸素の一種であるオゾンという気体が含まれている。オゾンは、太陽からの有害な紫外線を吸収する働きがある。
　成層圏より上では、気温が急激に下がる。さらに上空の電離層には、電荷を帯びたイオンと呼ばれる粒子の層がある。この層は、地球の周りで電波信号を跳ね返すのに重要な役割を果たしている。外気圏は、地球の大気が真に宇宙の一部となる場所だ。この層では、温度が1000℃にもなることがある。
　地上80〜600kmの上空では、夜空に巨大な色とりどりの光が現れることがある。科学者たちはこの現象をオーロラと呼んでいる。光のパターンは、サーチライトの光線のようでもあり、ねじれた炎のようでもあり、流れるように動く吹き流しのようでもあり、きらきら光るカーテンのようでもある。北半球では、この現象は「北極光(オーロラ)」と呼ばれている。オーロラは、太陽に大きな黒点があると発生しやすくなる。太陽からの原子の粒子が大気中の原子と衝突し、さまざまな色の光を放つのだ。

2

〔解答〕
(11) ②　(12) ④　(13) ③
(14) ②　(15) ②　(16) ①

〔出題者が求めたポイント〕
(11) feel like Ving「～したい気がする」。
(12) It is about time SV「そろそろ～してもよい頃だ」

ーブ状器具の開発に着手した。

のVは過去形を用いる(仮定法過去)。
⒀　come up with「〜を思いつく」。
⒁　not only 〜 but also ... の形が用いられている。
⒂　since「〜以来」を伴う文の主節は現在完了形になる(ここでは現在完了進行形)。
⒃　have 〜 in mind「〜を考えている」。

〔問題文訳〕
⑾　A：お腹が空いた。何を食べたいの、ジョン？
　　B：メキシコ料理を試してみたい。今まで食べたことがないから。
⑿　A：階段を上るときに息が切れた。
　　B：そうなの？　そろそろダイエットしたほうがいいよ。
⒀　A：私はこれが唯一の問題解決策だと思います。
　　B：ホント？　ボクがもっといいのを思いつくよ。
⒁　A：やっと来てくれたね！　電話したけど、出なかったよね。
　　B：遅くなってごめん。バスに乗り遅れただけじゃなくて、スマホを家に置いてきちゃった。
⒂　A：何の楽器を演奏するのですか？
　　B：5歳の時からバイオリンを弾いています。
⒃　A：こんにちは。今晩、空き部屋はありますか？
　　B：どのようなお部屋をお考えですか？

3

〔解答〕
⒄　①　　⒅　④　　⒆　③　　⒇　②　　(21)　④

〔出題者が求めたポイント〕
⒄　too 〜 to ... 構文。
⒅　同格名詞節を導く that が正解。
⒆　古代ギリシャの時代からラエンネックまでのことなので、過去完了形を用いる。
⒇　remember の目的語は、過去のことは動名詞、これからのことは to 不定詞になる。
(21)　not only という否定語句が文頭に出た形なので、倒置が起きている。

〔全訳〕
　フランスの医師ルネ・テオフィル・ヤサント・ラエンネック(1781-1826)は、少し内気な性格の持ち主だった。1816 年、若い女性患者が胸の痛みを訴えたとき、彼は恥ずかしくて自分の耳を彼女の胸に当てることができなかった。古代ギリシャの時代から、医者は心音を聞くのにこの方法をもちいていたという事実にもかかわらず、彼は全くそうすることができなかったのだ。どうすればいいのかわからずにいると、彼は子供たちが空洞の丸太で遊んでいるのを見たことを思い出した。ひとりの子が一方の端を叩き、もう一人の子が反対の端で聞く遊びだった。そこで彼は、紙を丸めて筒状にし、片方を女性の胸に、もう片方を自分の耳に当ててみた。彼が驚いたことに、女性の心音が聞こえるだけでなく、今まで聞いたこともないようなクリアーな音だったのだ！　ラエンネックはすぐに、自分のすべての患者に使える中空のチュ

英　語

解答　4年度

1

〔解答〕
(1) ①　　(2) ②　　(3) ①　　(4) ④　　(5) ④
(6) ①　　(7) ③　　(8) ②　　(9) ②　　(10) ②

〔出題者が求めたポイント〕
(1) 選択肢訳
　① 実際に
　② 不注意に
　③ 異なって
　④ 均等に
(2) 選択肢訳
　① 細菌が体内に侵入することは考えにくい
　② 細菌が体内に入ることは可能である
　③ 細菌が体内に侵入することはほとんどない
　④ 私たちの体は、細菌が侵入するのを防いでいる
(3) Many ～の文と、bacteria ～の文が対比されている
　ので、but が正解。選択肢にはないが、while も可。
(4) Some bacteria と other bacteria が対比されてい
　る。
(5) S is among ～「S は～のひとつだ」。
(6) 選択肢訳
　① ～の一因となった
　② ～と何の関係もなかった
　③ ～に依存していた
　④ ～に無関心だった
(7) 選択肢訳
　① 細菌は奇妙な形状になる
　② 細菌（バクテリア）の形と細菌（マイクローブ）の形
　　は異なる
　③ さまざまな形の細菌がある
　④ 細菌はさまざまな生物に入り込む
(8) 選択肢訳
　① これはゲートを作るのにエネルギーを使用する
　② これはゲートに似た機能を持つ
　③ これはゲートの構造を好む
　④ これは必要なときにゲートに変化し得る
(9) 正解の英文は、help bacteria cling to となる。help
　の目的格補語には、原形不定詞か to 不定詞がくる。
(10) 選択肢訳
　① ほとんどの細菌はさまざまな病気の原因となる。
　② 有害な細菌は病原体と呼ばれる。
　③ すべての細菌は鞭毛を持っており、それを使って
　　水中を移動する。
　④ すべての細菌は、細胞壁と細胞膜の両方を持って
　　いる。

〔全訳〕
　微生物は細菌という名でも知られる。95％以上の細菌
は無害であり、その多くは実際に役立つものや、私たち
にとってとても良いものでありさえする。残りの5パー
セントは、風邪やインフルエンザ、腹痛などの病気を引
き起こす可能性がある。私たちに害を与える細菌は病原
菌とかバイ菌と呼ばれることが多いのだが、その学名は
「病原体」である。細菌は、空気、物の表面、水、食物、
動物など、さまざまな経路から私たちの体に侵入する。
　多くの生物は何百万もの細胞から構成されているが、
細菌はたったひとつの細胞からなる。細胞は生命体の最
小単位であり、しばしば、あらゆる生き物の構成単位と
呼ばれる。常に単細胞で存在する細菌もあれば、一対、
鎖状、あるいは他の集団形で群れる細菌もある。細菌は、
数十億年前に地球上で最初に誕生した生命体のひとつだ
った。細菌は、今日私たちが呼吸する大気の生成に関与
していた。
　何千種類もの細菌があるが、その多くは球状、棒状、
またはらせん状の形態をしている。また、小さな尾のよ
うに見える鞭毛と呼ばれる部分を持つ細菌もいる。鞭毛
は液体の中を進むのに使われる。水中や空気中を移動す
るもの、あるいは通りすがりの動物に付着して移動する
細菌もいる。ナメクジがするように、薄い粘液の層を出
してくねくねと滑り進むものもある。また、いつもほぼ
同じ場所にとどまる細菌もいる。
　細菌はいろいろな形をしているが、どの細胞も基本的
には同じ構造をしている。多くの場合、細胞壁と呼ばれ
る厚い外側の覆いがあり、建物の足場のように細胞に形
を与えている。細胞壁のすぐ内側には細胞膜がある。こ
れは、細胞の中に入る物質と出て行く物質をコントロー
ルするゲートのような働きをしている。また、多くの細
菌は表面に線毛を持っている。線毛は、細菌が物の表面
に付着するのを助ける小さな毛のようなものだ。細胞質
は細胞内を満たしている液体である。

2

〔解答〕
(11) ②　　(12) ①　　(13) ④
(14) ③　　(15) ①　　(16) ④

〔出題者が求めたポイント〕
(11) How about ～ ?「～はいかがですか？」。
(12) I wish S V ～ の V には仮定法を用いる。ここは現
　在のことなので仮定法過去の had が正解。
(13) stand「～に耐える」。
(14) 仮主語構文、It is necessary to ～ の疑問文なので、
　Is it necessary to ～？となる。
(15) suggest「～を提案する」の目的語には、名詞、動
　名詞、that 節がくる。that 節の場合、節内の動詞は
　原形になる。
(16) Do you mind ～ ?の直訳は「～はいやですか？」な
　ので、「もちろん、いやじゃない」の Certainly, not.
　が正解。Not at all. もよく用いられる。

〔問題文訳〕

⑾　A：おすすめは何ですか？

　　B：ビーフストロガノフはいかがですか？　シェフ
　　　お勧めメニューです。

⑿　A：ティムさんには何人の兄弟姉妹がいますか？

　　B：兄弟は2人です。私も姉妹がいたらなぁ。

⒀　A：納豆は好きですか？

　　B：いいえ、あの匂いとネバネバが耐えられません。

⒁　A：うちの娘は私立を5校受験する予定です。

　　B：小学校受験？　そんな小さいうちから高いお金
　　　をかけて教育する必要があるのですか？

⒂　A：ここから羽田空港に行くにはどうしたらいいで
　　　すか？

　　B：浜松町からモノレールに乗るのがいいと思いま
　　　す。

⒃　A：窓を開けてもいいですか？

　　B：もちろんです。新鮮な空気を取り入れたほうが
　　　いいですよね。

3

〔解答〕

⒄　④　　⒅　③　　⒆　②　　⒇　①　　(21)　③

〔出題者が求めたポイント〕

⒄　be made of「～製の、～でできている」。

⒅　such as「～など」。

⒆　従位接続詞が入る。選択肢の中にある従位接続詞は
　If と Until だが、意味的に If が正解。

⒇　前文の The image is reversed を受けて、it is also
　reversed となる。

(21)　使役動詞 make の目的格補語には原形不定詞がく
　る。

〔全訳〕

　鏡とは、光を反射する磨かれた面である。ほとんどの
鏡はガラス製で、裏側に光沢ある金属層がある。私たち
は家や車の中で鏡を使っているが、鏡は顕微鏡など多く
の科学機器にも使われている。望遠鏡や太陽光発電所に
は、より大きな鏡が使われている。

　平らな鏡の前に物（例えばマグカップ）を置くと、鏡の
中にその像が見える。鏡はマグカップと同じ大きさだ
が、像が反転している。鏡に映る自分の顔も反転してい
るので、他の人から見た自分とは少し違う顔をしてい
る。

　鏡は平らなものばかりではない。凸面鏡は、外側に湾
曲している。それは物を小さく見せるが、より広い視野
を与える。それはよく車のバックミラーや店舗のセキュ
リティミラーとして使用される。凹面鏡は内側に湾曲し
ている。それは近い物を拡大するので、化粧用やひげそ
り用の鏡として使用されることがある。

英　語

解答　4年度

一般Ｃ

1

〔解答〕
(1) ④　(2) ③　(3) ③　(4) ①　(5) ④
(6) ①　(7) ①　(8) ②　(9) ②　(10) ③

〔出題者が求めたポイント〕
(1) 選択肢訳
　① 住む場所もまた、ライフスタイルに大きく関わってくる
　② また、自分の年齢に応じて住む場所を決める必要がある
　③ また、同じ場所に何年も住まない方が良い
　④ 生活環境もまた、寿命に影響する
(2) 選択肢訳
　① 私たちはすでに起こったことを認識することはできない
　② 私たちは過去の出来事を忘れることは許されない
　③ 私たちはどのような家庭に生まれるかは選べない
　④ 私たちが先祖に会うことは不可能である。
(3) add more years to your life で「寿命を伸ばす」の意味になる。
(4) have a higher chance to V は「～する可能性がより高い」という意味。be more likely to V も同意。
(5) Still「それでも」。Yet「けれども」。Instead「その代わりに」。以上3つは接続副詞。Despite は「～にもかかわらず」という意味の前置詞なので、構造上不可。
(6) 正解の英文　of the vitamins you need
(7) get out of breath「息を切らす」。
(8) In terms of「～の観点から」。In addition to「～に加えて」。By means of「～によって」。Except for「～を除いて」。
(9) suffer「苦しむ」。relax「リラックスする」。quit「止める」。exert「（力など）を行使する」。
(10) 選択肢訳
　① ある人は他の人よりずっと長生きする。
　② 赤身の肉を食べ過ぎないように気をつけた方がよい。
　③ 1日に30分運動するだけでは、健康を維持するのに十分ではない。
　④ 働きすぎは健康によくない。

〔全訳〕
　なぜ、100歳以上生きる人がいる一方で、多くの人はもっと早く死んでしまうのか？　まず、両親や祖父母が長生きだったなら、自分も長生きできる可能性が高い。また、長生きできるかどうかは住んでいる場所にもよる。先進国の都市に暮らす人は、清潔な水や健康的な食べ物が入手できない地域に住む人よりも、おそらく長生きするだろう。
　私たちは過去の親族を自分で決めることはできない

し、たいていの人は自分が住む場所もほとんど思うようにはできない。では、自分の寿命を伸ばすために何ができるのか？　健康的な選択をすればよいのだ。つまり、健康的な食事をし、十分な運動をするということだ。
　太り過ぎは寿命を縮めるかもしれない。なぜなら、健康上の問題をもたらす可能性がより高いからだ。そこで、まずは食べるものを変えることから始めるとよい。赤身の肉は控えめにしよう。その代わりに、鶏肉や魚を食べるようにしよう。魚は、長生きを手助けとなるとてもよいものだ。また、野菜をたくさん食べ、必要なあらゆるビタミンを摂取するようにすべきだ。もちろん、ジャンクフードは食べ過ぎないように。
　さらに、十分な運動も必要だ。運動にはさまざまな種類がある。心臓に良い運動もある。運動をして息が切れるようであれば、それは心臓によいということだ。また、体を強くするのに適した運動もある。ウェイトリフティングはそのよい例だ。毎日30分程度の運動を心がけるべきだ。
　体のケアと同時に、心のケアも必要だ。あまり頑張り過ぎないこと。毎日、リラックスして何か楽しいことをするように心がけよう。こうした簡単なルールを守れば、長生きできる可能性は十分にある。

2

〔解答〕
(11) ③　(12) ④　(13) ①
(14) ②　(15) ④　(16) ①

〔出題者が求めたポイント〕
(11) astonish は astonishing、また、amazed は amazing なら可。
(12) How come S V ～? で「なぜ～か？」。
(13) look は第2文型。You = happy となる形容詞が正解。
(14) no matter how 形容詞（副詞）S V で「たとえどんなに～でも」。
(15) look forward to の後ろには、動名詞（名詞）がくる。意味は、「～を楽しみにする」。
(16) 時・条件を表す副詞節中は、未来のことは現在形で表す。

〔問題文訳〕
(11) A：あの8歳の女の子は、この算数の問題を5分で解いたよ。
　　B：すごい！　それは驚きだ。
(12) A：どうして日曜日に出勤したの？
　　B：予算の使い道について緊急の会議があったんだ。
(13) A：嬉しそうね。どうしたの？
　　B：特にないわ。この時期が好きなだけよ。
(14) A：毎日ギターの練習をしているのですか？
　　B：はい、どんなに忙しくても毎日練習しています。

⒂　A：それじゃ、さようなら。気をつけてね。
　　B：今日はお招きいただき、ありがとうございました。またお会いするのを楽しみにしています。
⒃　A：明日、雨が降ったらどうするの？
　　B：たぶん一日中、家で映画を見るよ。

❸

〔解答〕

⒄　③　　⒅　①　　⒆　④　　⒇　④　　(21)　②

〔出題者が求めたポイント〕

⒄　disturbed「動揺した」。incomplete「不完全な」。balanced「バランスのとれた」。artificial「人工的な」。

⒅　Without「〜がなければ」。Thanks to「〜のおかげで」。In spite of「〜にもかかわらず」。Unlike「〜とは違って」。

⒆　accept「〜を受け入れる」。find「〜を見つける」。support「〜を支持する」。kill「〜を殺す」。

⒇　ここでの the way SV は「〜すること」という意味。

(21)　However「しかし」。For example「たとえば」。Moreover「さらに」。On the other hand「一方」。

〔全訳〕

　ほとんどの生態系はバランスがとれている。つまり、そのさまざまな部分がうまく調和している。人が生態系の一部分を変えると、他の部分にダメージを与えることがある。時には生態系全体にダメージを与えることもある。生態系を保護することは重要なのだ。

　人はさまざまなやり方で生態系を変化させる。木材を得るために木を切り倒し、道路や家を作るために草原を切り開く。住処や食料となる植物がなければ、生態系にいる動物は移動するか、死ぬしかない。また、人は生態系を汚染するが、これはそこに暮らす植物や動物にとって危険なものだ。

　人が食料用に動物を捕らえても生態系は変化する。漁師が海から魚を取り過ぎると、海の食物連鎖が損なわれる。また、新しい動物が生態系にもたらされると、彼らが、以前からそこに暮らす動物を殺してしまうことがある。たとえば、農場主が草原に牛やヤギの群れを入れると、これらの動物が草を食べるので、草原の野生動物が飢えてしまうのだ。

　地球温暖化とは、地球の気温がごくゆっくりと上昇することだ。多くの科学者は、工場や自動車、機械などから出る二酸化炭素などのガスが、地球の大気を変化させているためだと語る。気温が変化すると、そのせいで生態系が変化することがある。たとえば、海水温が上がりすぎると、サンゴは徐々に死んでいく。

数　学

解答

4年度

❶

〔解答〕

(1)

ア	イウ
7	16

(2)

エオ	カキ	ク	ケ
−3	12	2	7

(3)

コ	サシ	スセ	ソタチ
7	12	35	108

(4)

ツテ	トナ
48	42

〔出題者が求めたポイント〕

(1) 無理数

全辺2乗して考える。$n^2 < (3\sqrt{7})^2 < (n+1)^2$

$\alpha = a - b\sqrt{7}$ のとき，

$\dfrac{1}{\alpha} = \dfrac{1}{a-b\sqrt{7}} = \dfrac{1(a+b\sqrt{7})}{(a-b\sqrt{7})(a+b\sqrt{7})}$　と分母を有理化する。

(2) 2次関数

$(x, y) = (1, 4), (4, -5)$ を代入して，a, b を変数とする連立方程式をつくり，解く。

y を x について平方完成する。

$y = a(x-p)^2 + q$ のとき，頂点は (p, q)

(3) 確率

1回目 a，2回目 b，3回目 c とする。

$a + b \geqq 7$ となる場合を $a = 1 \sim 6$ のときに分けて，b のとりうる値を数えて加えていけば場合の数になる。

$a + b = 1 \sim 6$ の確率とそのときの c のとりうる値の確率をかけて加えていく。

(4) n_1, n_2, n_3 が素因数で，l_1, l_2, l_3 が自然数で，$x = n_1^{l_1} \cdot n_2^{l_2} \cdot n_3^{l_3}$ と素因数分解となるとき，正の約数の個数は，$(l_1+1)(l_2+1)(l_3+1)$ 個。

$\dfrac{6048}{m} = n_1^{l_1} \cdot n_2^{l_2} \cdot n_3^{l_3}$ のとき，l_1, l_2, l_3 のすべてが最大の偶数となるようにする。

〔解答のプロセス〕

(1) $n < 3\sqrt{7} < n+1$ と $(3\sqrt{7})^2 = 9 \cdot 7 = 63$ より

$n^2 < 63 < (n+1)^2$，従って，$n = 7$

$\alpha = 7 + 1 - 3\sqrt{7} = 8 - 3\sqrt{7}$

$\dfrac{1}{\alpha} = \dfrac{1}{8-3\sqrt{7}} = \dfrac{1(8+3\sqrt{7})}{(8-3\sqrt{7})(8+3\sqrt{7})} = 8 + 3\sqrt{7}$

$\alpha + \dfrac{1}{\alpha} = 8 - 3\sqrt{7} + 8 + 3\sqrt{7} = 16$

(2) $(1, 4)$ を通るので，$a + b - 5 = 4$ ……①

$(4, -5)$ を通るので，$16a + 4b - 5 = -5$ ……②

①より　$a + b = 9$，②より　$b = -4a$

$-3a = 9$ より　$a = -3, b = 12$

$y = -3x^2 + 12x - 5 = -3(x^2 - 4x) - 5$

　　　$= -3\{(x-2)^2 - 2^2\} - 5$

　　　$= -3(x-2)^2 + 12 - 5$

　　　$= -3(x-2)^2 + 7$

頂点は，$(2, 7)$

(3) 1回目の目を a，2回目の目を b，3回目の目を c と

する。

2回目を投げて終了する場合。

$a = 6$ のとき $b = 1 \sim 6$，$a = 5$ のとき $b = 2 \sim 6$

$a = 4$ のとき $b = 3 \sim 6$，$a = 3$ のとき $b = 4 \sim 6$

$a = 2$ のとき $b = 5, 6$，$a = 1$ のとき $b = 6$

確率は，$\dfrac{6+5+4+3+2+1}{6^2} = \dfrac{21}{36} = \dfrac{7}{12}$

3回目を投げて終了する場合。

$a + b = 6$ のとき，
$c = 1 \sim 6$

a	1	2	3	4	5
b	5	4	3	2	1

$\dfrac{5}{36}$

$a + b = 5$ のとき，
$c = 2 \sim 6$

a	1	2	3	4
b	4	3	2	1

$\dfrac{4}{36}$

$a + b = 4$ のとき，
$c = 3 \sim 6$

a	1	2	3
b	3	2	1

$\dfrac{3}{36}$

$a + b = 3$ のとき，
$c = 4 \sim 6$

a	1	2
b	2	1

$\dfrac{2}{36}$

$a + b = 2$ のとき，$(a, b) = (1, 1)$ で　$c = 5, 6$

確率は，$\dfrac{5}{36} \cdot \dfrac{6}{6} + \dfrac{4}{36} \cdot \dfrac{5}{6} + \dfrac{3}{36} \cdot \dfrac{4}{6} + \dfrac{2}{36} \cdot \dfrac{3}{6}$

$\qquad + \dfrac{1}{36} \cdot \dfrac{2}{6} = \dfrac{70}{216} = \dfrac{35}{108}$

(4) $6048 = 2^5 \cdot 3^3 \cdot 7$

正の約数の個数は，$(5+1) \cdot (3+1) \cdot (1+1) = 48$

$\sqrt{\dfrac{2^5 \cdot 3^3 \cdot 7}{2 \cdot 3 \cdot 7}} = \sqrt{2^4 \cdot 3^2} = 2^2 \cdot 3$　となるので，

$\quad m = 2 \cdot 3 \cdot 7 = 42$

❷

〔解答〕

(1)

ニ	ヌ	ネ	ノハ	ヒ	フ	ヘホ	マミ	ムメ	モヤ
5	9	2	14	2	7	14	45	14	56

(2)

ユ	ヨラ	リ
2	25	9

〔出題者が求めたポイント〕

三角比

(1) $\cos\theta(\angle ACD) = \dfrac{CA^2 + CD^2 - AD^2}{2CA \cdot CD}$

$0° < \theta < 180°$　より　$\sin\theta = \sqrt{1 - \cos^2\theta}$

△ACD の面積は，$\dfrac{1}{2} CA \cdot CD \sin\theta$

OA, OD, OC は外接円の半径より R とする。

$\dfrac{DA}{\sin\theta} = 2R \quad (R = OA)$

(2) DA が $\angle A$ の二等分線より，AB : AC = BD : DC

$\cos\angle BAD = \dfrac{AB^2 + AD^2 - BD^2}{2 \cdot AB \cdot AD}$

$\cos\angle DAC = \dfrac{AD^2 + AC^2 - DC^2}{2 \cdot AD \cdot AC}$

2 つの値が等しいとして，x を求める。

〔解答のプロセス〕

(1) $\cos\theta = \dfrac{3^2+6^2-5^2}{2\cdot3\cdot6} = \dfrac{20}{36} = \dfrac{5}{9}$

$\sin\theta = \sqrt{1-\left(\dfrac{5}{9}\right)^2} = \sqrt{\dfrac{56}{81}} = \dfrac{2\sqrt{14}}{9}$

△ACD の面積は，$\dfrac{1}{2}\cdot3\cdot6\cdot\dfrac{2\sqrt{14}}{9} = 2\sqrt{14}$

外接円の半径を R とする。$R = OA$

$2R = 5 \div \dfrac{2\sqrt{14}}{9} = 5\cdot\dfrac{9}{2\sqrt{14}} = \dfrac{45\sqrt{14}}{28}$

従って，$OA = (R) = \dfrac{45\sqrt{14}}{56}$

(2) DA が∠A の 2 等分線より，AB : 6 = x : 3

$3AB = 6x$ よって，$AB = 2x$

$\cos\angle BAD = \dfrac{4x^2+25-x^2}{2\cdot5(2x)} = \dfrac{3x^2+25}{20x}$

$\cos\angle DAC = \dfrac{25+36-9}{2\cdot5\cdot6} = \dfrac{52}{60}$

$\dfrac{3x^2+25}{20x} = \dfrac{52}{60}$ より $9x^2+75 = 52x$

$9x^2-52x+75 = 0$ より $(9x-25)(x-3) = 0$

$x \neq 3$ なので，$x = \dfrac{25}{9}$

3

〔解答〕

(1)
ルレ	ロ	ワン	あ	いう	え	おか	きくけ
65	8	9	2	4	−2	2	23	110

(2)
こ	さ	しす	せそ	たち
2	4	14	10	54

〔出題者が求めたポイント〕

指数関数

(1) x を代入し t を求める。

$2^x = X$ として，X を求めてから x を求める。

$4^x+4^{-x} = 2^{2x}+2^{-2x} = (2^x+2^{-x})^2 - 2\cdot2^x\cdot2^{-x}$

$8^x+8^{-x} = 2^{3x}+2^{-3x}$
$= (2^x+2^{-x})^3 - 3\cdot2^x\cdot2^{-x}(2^x+2^{-x})$

(2) $a > 0$，$b > 0$ のとき，$a+b \geqq 2\sqrt{ab}$

y を t について平方完成させる。t の値の範囲から y の最小値を求める。

〔解答のプロセス〕

(1) $2^3+2^{-3} = 8+\dfrac{1}{8} = \dfrac{65}{8}$

$2^{\frac{3}{2}}+2^{-\frac{3}{2}} = \sqrt{8}+\dfrac{1}{\sqrt{8}} = 2\sqrt{2}+\dfrac{\sqrt{2}}{4} = \dfrac{9\sqrt{2}}{4}$

$2^x = X$ とおくと，$X+\dfrac{1}{X} = \dfrac{17}{4}$

よって，$4X^2-17X+4 = 0$

$(4X-1)(X-4) = 0$ より $X = \dfrac{1}{4}$, 4

$2^x = \dfrac{1}{4} = 2^{-2}$, $2^x = 4 = 2^2$ より $x = -2$, 2

$4^x+4^{-x} = 2^{2x}+2^{-2x} = (2^x+2^{-x})^2 - 2\cdot2^x\cdot2^{-x}$
$= t^2-2 = 5^2-2 = 23$

$8^x+8^{-x} = 2^{3x}+2^{-3x}$
$= (2^x+2^{-x})^3 - 3\cdot2^x\cdot2^{-x}(2^x+2^{-x})$
$= t^3-3t = 5^3-3\cdot5 = 110$

(2) $2^x > 0$, $2^{-x} > 0$ より
$t = 2^x+2^{-x} \geqq 2\sqrt{2^x\cdot2^{-x}} = 2$

従って，$t \geqq 2$

$y = 4\cdot4^x+14\cdot2^x+14\cdot2^{-x}+4\cdot4^{-x}+18$
$= 4(4^x+4^{-x})+14(2^x+2^{-x})+18$
$= 4(t^2-2)+14t+18 = 4t^2+14t+10$

$y = 4\left(t^2+\dfrac{7}{2}t\right)+10 = 4\left(t+\dfrac{7}{4}\right)^2 - \dfrac{9}{4}$

y は $t \geqq -\dfrac{7}{4}$ で増加関数，$t \geqq 2$ だから

y は $t = 2$ のとき最小値である。

最小値は，$y = 4\cdot2^2+14\cdot2+10 = 54$

4

〔解答〕

(1)
つ	て	と	な	に	ぬね	のは	ひふへ
4	6	2	8	2	16	50	400

(2)
ほまみ	む	めも	や
125	3	16	3

〔出題者が求めたポイント〕

微分積分

(1) $y = f(x)$ の $x = t$ における接線の方程式は
$y = f'(t)(x-t)+f(t)$

(8, 0) を通ることより t を求めて，l, m の方程式を求める。

(2) C と x 軸との交点 α, β を求める。

$\displaystyle\int_{\alpha}^{\beta}\{0-(2x^2-6x-8)\}dx$

接線 l と C の交点は (1) より $t = t_1$ とすると，

$\displaystyle\int_0^{t_1}\{(2x^2-6x-8)-(l\text{ の方程式})\}dx$

$\displaystyle\int_{\alpha}^{\beta}a(x-\alpha)(x-\beta)dx = -\dfrac{a}{6}(\beta-\alpha)^3$

〔解答のプロセス〕

(1) $y' = 4x-6$

C 上の $x = t$ における接線の方程式は，
$y = (4t-6)(x-t)+2t^2-6t-8$
$= (4t-6)x-2t^2-8$

(8, 0) を通るのは，$8(4t-6)-2t^2-8 = 0$

$t^2-16t+28 = 0$ より $(t-2)(t-14) = 0$

l は $t = 2$, $y = (8-6)x-8-8 = 2x-16$

m は $t = 14$, $y = (56-6)x-392-8 = 50x-400$

(2) $2x^2-6x-8 = 0$ より $2(x+1)(x-4) = 0$

交点は，$x = -1$, 4

$$\int_{-1}^{4}\{0-(2x^2-6x-8)\}dx$$

$$=\int_{-1}^{4}(-2x^2+6x+8)dx$$

$$=\left[-\frac{2}{3}x^3+3x^2+8x\right]_{-1}^{4}$$

$$=\left(-\frac{128}{3}+48+32\right)-\left(\frac{2}{3}+3-8\right)$$

$$=-\frac{128}{3}+80-\frac{2}{3}+5=\frac{125}{3}$$

接点は $x=2$, $2x^2-6x-8>2x-16$

$$\int_{0}^{2}\{(2x^2-6x-8)-(2x-16)\}dx$$

$$=\int_{0}^{2}(2x^2-8x+8)dx$$

$$=\left[\frac{2}{3}x^3-4x^2+8x\right]_{0}^{2}$$

$$=\left(\frac{16}{3}-16+16\right)-(0)=\frac{16}{3}$$

数　学

解答

4年度

1

〔解答〕

(1)

アイ	ウ	エオ	カキ
12	5	17	12

(2)

ク	ケコ	サ
8	12	3

(3)

シ	ス	セソ
7	2	28

(4)

タ	チ	ツ	テ	トナ
1	5	4	6	25

〔出題者が求めたポイント〕

(1) 文字式の計算

割り算をする。

$x^2 - 2x + 4$ に $x = 1 + \sqrt{3}\,i$ を代入し 0 になることを確かめ，余りに代入する。

(2) 整数

式を満たす (x, y) の組を書きかぞえる。

$(x - a)(y - b) = ab$ の形にして，同様に (x, y) を書き出して，x の最大値を見つけ出す。

(3) 対数関数，2次関数

$$\log_c x^n = n \log_c x$$

$X = \log_2 x$ とおいて，y を X の2次関数として平方完成して最小値を求める。

$\log_2 x = k$ のとき，$x = 2^k$

(4) 三角関数

$$1 + \tan^2\theta = \frac{1}{\cos^2\theta}, \quad \sin 2\theta = 2\sin\theta \cdot \cos\theta$$

$0 < \theta < \dfrac{\pi}{2}$ より　$\cos\theta > 0$, $\sin\theta > 0$, $\sin 2\theta > 0$

$$\sin\theta = \sqrt{1 - \cos^2\theta}$$

〔解答のプロセス〕

(1)

$$
\begin{array}{r}
3x - 2 \\
x^2 - 2x + 4\,\overline{)\,3x^3 - 8x^2 + 28x - 3} \\
\underline{3x^3 - 6x^2 + 12x} \\
-2x^2 + 16x - 3 \\
\underline{-2x^2 + 4x - 8} \\
12x + 5
\end{array}
$$

余りは，$12x + 5$

$x^2 - 2x + 4 = (1 + \sqrt{3}\,i)^2 - 2(1 + \sqrt{3}\,i) + 4$
$\qquad = 1 + 2\sqrt{3}\,i - 3 - 2 - 2\sqrt{3}\,i + 4 = 0$

$3x^3 - 8x^2 + 28x - 3$
$= (3x - 2)(x^2 - 2x + 4) + 12x + 5$
$= 0 + 12(1 + \sqrt{3}\,i) + 5 = 17 + 12\sqrt{3}\,i$

(2) $xy = 24$

$(x, y) = (1, 24), (2, 12), (3, 8), (4, 6),$
$\qquad\quad (6, 4), (8, 3), (12, 2), (24, 1)$

よって，8組

$xy - 2x - 4y = 0$ より　$(x - 4)(y - 2) = 8$

$x-4$	$y-2$	x	y
1	8	5	10
2	4	6	6
4	2	8	4
8	1	12	3

x が最大となるのは，左表より $x = 12$

$(x, y) = (12, 3)$

(3) $X = \log_2 x$ とする。

$y = 2(\log_2 x)^2 + 10\log_2 x + 16 = 2X^2 + 10X + 16$

$\qquad = 2(X^2 + 5X) + 16 = 2\left(X + \dfrac{5}{2}\right)^2 - 2\dfrac{25}{4} + 16$

$\qquad = 2\left(X + \dfrac{5}{2}\right)^2 + \dfrac{7}{2}$　y の最小値は $\dfrac{7}{2}$

$\log_2 x = -\dfrac{5}{2}$ より　$x = 2^{-\frac{5}{2}} = \dfrac{1}{\sqrt{2^5}} = \dfrac{\sqrt{2}}{8}$

(4) $1 + \tan^2\theta = \dfrac{1}{\cos^2\theta}$ より

$1 + \tan^2\theta = 1 + (2\sqrt{6})^2 = 1 + 24 = 25$

$\cos^2\theta = \dfrac{1}{25}$ で　$\cos\theta > 0$ より　$\cos\theta = \dfrac{1}{5}$

$\sin\theta > 0$ より　$\sin\theta = \sqrt{1 - \dfrac{1}{25}} = \dfrac{2\sqrt{6}}{5}$

$\sin 2\theta = 2\sin\theta\cos\theta = 2\dfrac{2\sqrt{6}}{5}\dfrac{1}{5} = \dfrac{4\sqrt{6}}{25}$

2

〔解答〕

(1)

ニヌネノ	ハヒフ	ヘホマ
5040	144	576

(2)

ミ	ム	メ	モヤ
2	7	1	10

(3)

ユ	ヨ
1	5

〔出題者が求めたポイント〕

場合の数，確率

(1) n 個のものを順に並べる並べ方は，$n!$

奇数を奇数番目に並べ，偶数を偶数番目に並べる。奇数番目4つのうち3つを選ぶ（$_4C_3$）そこに，偶数を並べ，残り4つに奇数を並べる。

(2) 7つの場所から3つ選んだとき，隣り合わない並べ方を書き出して，その3つに偶数を並べ，残り4つに奇数を並べるとして並べ方を計算し確率を求める。隣り合わない並べ方の数が全体集合で，3つとも偶数番目が何個あるかを求め確率にする。

(3) $\dfrac{1 + 2 + 3 + 4 + 5 + 6 + 7}{2} = 14$ より

3枚が15以上になる場合を書き出し数える。

7枚から3枚選ぶのは，全体は $_7C_3$

〔解答のプロセス〕

(1) カードをすべて並べる。$7! = 5040$

奇数を奇数番目に，偶数を偶数番目に並べる。

$\qquad 4! \cdot 3! = 24 \times 6 = 144$

奇数番目を3つ選び，そこに偶数を並べ，残り4つに奇数を並べる。

$\qquad _4C_3 \cdot 3! \cdot 4! = 4 \times 6 \times 24 = 576$

(2) 1〜7から3つ選ぶとき，3つが隣り合わない場合。

$(1, 3, 5), (1, 3, 6), (1, 3, 7), (1, 4, 6)$
$(1, 4, 7), (1, 5, 7), (2, 4, 6), (2, 4, 7)$

(2, 5, 7), (3, 5, 7)　の10通り

確率は，$\dfrac{10\cdot 3!\cdot 4!}{5040}=\dfrac{1440}{5040}=\dfrac{2}{7}$

7つから3つ選ぶのは　$_7C_3=35$

確率を　$\dfrac{10}{_7C_3}=\dfrac{10}{35}=\dfrac{2}{7}$　と求めてもよい。

3つの数字が偶数なのは(2, 4, 6)の1通り。

従って，偶数が書かれたカードが隣り合わないという条件のもとで偶数が書かれたカードが偶数番目に並ぶ

確率は，$\dfrac{1}{10}$

(3)　$\dfrac{1+2+3+4+5+6+7}{2}=14$

とり出す3枚のカードの和が15以上になる場合。

(7, 6, 5), (7, 6, 4), (7, 6, 3), (7, 6, 2)

(7, 5, 4), (7, 5, 3), (6, 5, 4)　の7通り

確率は，$\dfrac{7}{_7C_3}=\dfrac{7}{35}=\dfrac{1}{5}$

❸
〔解答〕

(1)

ラ	リ	ル
8	6	5

(2)

レ	ロ	ワ	ン	あ	い	う	え	お
5	25	−4	3	50	3			

か	きく	けこ	さ
5	10	11	2

〔出題者が求めたポイント〕

平面図形

(1)　方程式を x について平方完成，y について平方完成する。

$(x-a)^2+(y-b)^2=r^2$　のとき，中心が(a, b)で半径がr。

(2)　点(x_0, y_0)と直線 $ax+by+c=0$ との距離は，

$\dfrac{|ax_0+by_0+c|}{\sqrt{a^2+b^2}}$

$y=nx+k$ と直交する直線は，傾きを m とし，通る点を(x_0, y_0)とすると方程式は，

$mn=-1$ なる m で，$y=m(x-x_0)+y_0$

L' の方程式と C の方程式を連立させて交点を求める。

〔解答のプロセス〕

(1)　$x^2-16x+y^2-12y+75=0$

$(x-8)^2-64+(y-6)^2-36+75=0$

$(x-8)^2+(y-6)^2=25(=5^2)$

A(8, 6)，円 C の半径は 5

(2)　直線 $L:3x-4y-k=0$ と点 A との距離は，

$\dfrac{|3\cdot 8-4\cdot 6-k|}{\sqrt{9+16}}=\dfrac{|-k|}{5}=\dfrac{|k|}{5}$

直線 L が円 C と接するときは，点 A と直線の距離が円 C の半径となるときである。

$\dfrac{|k|}{5}=5$　より　$|k|=25$　よって，$k=\pm 25$

$L:y=\dfrac{3}{4}x-\dfrac{1}{4}k$　で傾きは $\dfrac{3}{4}$

L' の傾きを m とすると，

$\dfrac{3}{4}m=-1$　より　$m=-\dfrac{4}{3}$

点 A を通るので，

$L':y=-\dfrac{4}{3}(x-8)+6=-\dfrac{4}{3}x+\dfrac{50}{3}$

L' と C との交点

$x^2+\left(-\dfrac{4}{3}x+\dfrac{50}{3}\right)^2-16x-12\left(-\dfrac{4}{3}x+\dfrac{50}{3}\right)+75=0$

$\dfrac{25}{9}x^2-\dfrac{400}{9}x+\dfrac{1375}{9}=0$　の両辺を $\times\dfrac{9}{25}$ すると，

$x^2-16x+55=0$　より　$(x-5)(x-11)=0$

$x=5$ のとき，$y=-\dfrac{4}{3}\cdot 5+\dfrac{50}{3}=\dfrac{30}{3}=10$

$x=11$ のとき，$y=-\dfrac{4}{3}\cdot 11+\dfrac{50}{3}=\dfrac{6}{3}=2$

交点の座標は，(5, 10), (11, 2)

❹
〔解答〕

(1)

し	すせ	そ	たち
2	20	4	16

(2)

つて	となに
24	15

に
4

(3)

ぬ	ね
2	5

〔出題者が求めたポイント〕

微分法

(1)　$f'(x)=0$ なる x を求めて，増減表を書く。極大値，極小値を求める。

(2)　$y=f(x)$ の $x=u$ における接線の方程式は，

$y=f'(u)(x-u)+f(u)$

$u=0$ のときを求める。$x=0, y=0$ となる u を求める。

(3)　極大値を v とすると，$f(x)=v$　となる x を求める。

α で極大値 $v((1))$ のとき，解は，α, α, β

$0\le x\le t$ に α が入らないといけない。

$\alpha<x<\beta$ では $f(x)<v$, $f(\beta)=v$

従って，$\alpha\le t\le\beta$

〔解答のプロセス〕

(1)　$f'(x)=3x^2-18x+24$

$3x^2-18x+24=0$　より　$3(x-2)(x-4)=0$

x		2		4	
$f'(x)$	+	0	−	0	+
$f(x)$	↗		↘		↗

$x=2$ のとき，$f(x)$ は極大で，

極大値は，$f(2)=2^3-9\cdot 2^2+24\cdot 2=20$

$x=4$ のとき，$f(x)$ は極小で，

極小値は，$f(4)=4^3-9\cdot 4^2+24\cdot 4=16$

(2)　$x=u$ における接線の方程式は，

$y=(3u^2-18u+24)(x-u)+u^3-9u^2+24u$

$y=(3u^2-18u+24)x-2u^3+9u^2$

$u=0$ のとき，$y=24x$

(0, 0)を通るとき，

$-2u^3 + 9u^2 = 0$　より　$-u^2(2u - 9) = 0$

$u \neq 0$　より　$u = \dfrac{9}{2}$

$$y = \left(3\dfrac{81}{4} - 18\dfrac{9}{2} + 24\right)x = \dfrac{15}{4}x$$

(3)　$x^3 - 9x^2 + 24x = 20$

　　$x^3 - 9x^2 + 24x - 20 = 0$

　　$(x-2)^2(x-5) = 0$

　　よって，$2 \leqq t \leqq 5$

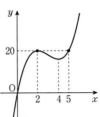

数　学

解答

4年度

❶

〔解答〕

(1)
ア	イ	ウ	エオ
2	3	4	52

(2)
カ	キク	ケ	コ
7	12	1	8

(3)
サ	シ	スセ	ソ	タ	チ	ツ	テ
1	2	26	3	4	7	1	7

(4)
ト	ナ	ニ	ヌ	ネノ	ハ
3	1	1	5	−3	5

〔出題者が求めたポイント〕

(1) 平方根の計算

$$x = \sqrt{a+b+2\sqrt{ab}} = \sqrt{a} + \sqrt{b}$$

$$\frac{1}{x} = \frac{1}{\sqrt{a}+\sqrt{b}} = \frac{1(\sqrt{a}-\sqrt{b})}{(\sqrt{a}+\sqrt{b})(\sqrt{a}-\sqrt{b})}$$

$$x^3 + \frac{1}{x^3} = \left(x+\frac{1}{x}\right)^3 - 3\left(x+\frac{1}{x}\right)$$

(2) 確率

事象 A が起こる確率を $P(A)$ と表すと，

$$P(A \cup B) = P(A) + P(B) - P(A \cap B)$$

事象 A が起ったときの事象 B が起こる条件つき確率を $P_A(B)$ とすると，$P(A \cap B) = P(A) \cdot P_A(B)$

$$P(A \cap \overline{B}) = P(A \cup B) - P(B)$$
$$P(A \cap \overline{B}) = P(A) \cdot P_A(\overline{B})$$

(3) 三角比

線分 AB，CD をのばして交点 O とする。
AD // BC より　△OAD ∽ △OBC
OA $= x$，OD $= y$ として，

$$\frac{\mathrm{OA}}{\mathrm{OB}} = \frac{\mathrm{OD}}{\mathrm{OC}} = \frac{\mathrm{AD}}{\mathrm{BC}} \quad より求める。$$

$$\cos \angle ABC = \frac{\mathrm{OB}^2 + \mathrm{BC}^2 - \mathrm{OC}^2}{2\mathrm{OB} \cdot \mathrm{BC}}$$

台形 ABCD の面積は，

$$\frac{1}{2}(\mathrm{AD} + \mathrm{BC})\mathrm{AB}\sin \angle ABC$$

$$\cos \angle BAD = \cos(180° - \angle ABC) = -\cos \angle ABC$$
$$\mathrm{BD}^2 = \mathrm{AB}^2 + \mathrm{AD}^2 - 2\mathrm{AB} \cdot \mathrm{AD} \cdot \cos \angle BAD$$

$$\cos \angle BCD = \frac{\mathrm{CB}^2 + \mathrm{CD}^2 - \mathrm{BD}^2}{2\mathrm{CB} \cdot \mathrm{CD}}$$

$$\left(= \frac{\mathrm{CB}^2 + \mathrm{CO}^2 - \mathrm{OB}^2}{2\mathrm{CB} \cdot \mathrm{CO}} \right)$$

(4) 2 次関数

t を x について平方完成する。
t の増減表をつくって最大値，最小値を求める。
$a \le t \le b$ で，2 次関数 $y = f(x)$ の最大値は，
$f(a)$ と $f(b)$ の大きい方。$f(b) - f(a)$ を計算して比べる。
y を最大とする t の値から x を求め，最大値から k を求める。

〔解答のプロセス〕

(1)
$$x = \sqrt{7+\sqrt{48}} = \sqrt{7+2\sqrt{12}} = \sqrt{4} + \sqrt{3}$$
$$= 2 + \sqrt{3}$$

$$\frac{1}{x} = \frac{1}{2+\sqrt{3}} = \frac{1(2-\sqrt{3})}{(2+\sqrt{3})(2-\sqrt{3})} = 2 - \sqrt{3}$$

$$x + \frac{1}{x} = 2 + \sqrt{3} + 2 - \sqrt{3} = 4$$

$$x^3 + \frac{1}{x^3} = \left(x+\frac{1}{x}\right)^3 - 3x\frac{1}{x}\left(x+\frac{1}{x}\right)$$
$$= 4^3 - 3 \cdot 4 = 64 - 12 = 52$$

(2) 事象 A が起きる確率を $P(A)$ と表す。

$$P(A \cap B) = P(A) + P(B) - P(A \cup B)$$

$$P(A \cap B) = \frac{2}{3} + \frac{3}{4} - \frac{5}{6} = \frac{7}{12}$$

$$P(A \cap \overline{B}) = P(A \cup B) - P(B) = \frac{5}{6} - \frac{3}{4} = \frac{1}{12}$$

$$\frac{2}{3}P_A(\overline{B}) = \frac{1}{12} \quad より \quad P_A(\overline{B}) = \frac{1}{8}$$

(3) 線分 BA，DC をのばしてその交点を O とする。
OA $= x$，OD $= y$ とする。
AD // BC なので
△OAD ∽ △OBC

$$\frac{x}{x+8} = \frac{y}{y+7} = \frac{4}{9}$$

よって，

$$9x = 4x + 32 \quad より \quad x = \frac{32}{5}$$

$$9y = 4y + 28 \quad より \quad y = \frac{28}{5}$$

$$\mathrm{BO} = 8 + \frac{32}{5} = \frac{72}{5}, \quad \mathrm{OC} = 7 + \frac{28}{5} = \frac{63}{5}$$

$$\cos \angle ABC = \frac{\left(\frac{72}{5}\right)^2 + 81 - \left(\frac{63}{5}\right)^2}{2 \cdot \frac{72}{5} \cdot 9} = \frac{\frac{3240}{25}}{\frac{6480}{25}}$$

$$= \frac{324}{648} = \frac{1}{2}$$

$$\sin \angle ABC = \sqrt{1 - \left(\frac{1}{2}\right)^2} = \frac{\sqrt{3}}{2}$$

台形 ABCD の面積

$$\frac{1}{2} \cdot 8(4+9)\frac{\sqrt{3}}{2} = 26\sqrt{3}$$

$$\cos \angle BAD = -\cos \angle ABC = -\frac{1}{2}$$

$$\mathrm{BD}^2 = 8^2 + 4^2 - 2 \cdot 8 \cdot 4\left(-\frac{1}{2}\right) = 112$$

$$\mathrm{BD} = \sqrt{112} = 4\sqrt{7}$$

$$\cos \angle BCD = \frac{7^2 + 9^2 - 112}{2 \cdot 7 \cdot 9} = \frac{18}{2 \cdot 7 \cdot 9} = \frac{1}{7}$$

(4)　　$t = (x+3)^2 - 9 + 10 = (x+3)^2 + 1$

　　　　$x = -4, \ t = (-4+3)^2 + 1 = 2$

　　　　$x = -1, \ t = (-1+3)^2 + 1 = 5$

x	-4		-3		-1
t	2	↘	1	↗	5

　　従って，$1 \leqq t \leqq 5$

　　　　$y = t^2 - 2kt + 18, \ f(t) = t^2 - 2kt + 18$ とする。

　　最大値は，$f(1)$ と $f(5)$ の大きい方である。

　　　　$f(1) = 19 - 2k, \ f(5) = 43 - 10k$

　　　　$f(1) - f(5) = 19 - 2k - (43 - 10k) = 8k - 24$

　　　　　　　　　　$\geqq 8 \cdot 3 - 24 = 0$

　　従って，$k \geqq 3$ より $f(1) \geqq f(5)$

　　$t = 1$ のとき，$x^2 + 6x + 10 = 1$ より

　　$(x+3)^2 = 0$ よって，$x = -3$

　　$f(1) = 19 - 2k = 9$ より $k = 5$

2

〔解答〕

(1)

ヒ	フ	ヘ	ホ	マ	ミ
2	1	4	1	1	2

(2)

ム	メ	モ	ヤ	ユ	ヨ	ラ	リ	ル
5	1	3	5	4	5	-4	6	

(3)

レ ロ
15

〔出題者が求めたポイント〕

三角関数，2次関数

(1)(2)　$r = \sqrt{a^2 + b^2}$ とする。

　　　$\cos\alpha = \dfrac{a}{r}, \ \sin\alpha = \dfrac{b}{r}$ となるとき，

　　　$a\sin x + b\cos x = r\sin x\cos\alpha + r\cos x\sin\alpha$
　　　　　　　　　　　　$= r\sin(x+\alpha)$

(3)　$X = \cos x$ とする。2次関数 $g(X)$ について，

　　$g(X) = 0$ が $-1 \leqq X \leqq 1$ に解をもつ条件を考える。

　　① $g(1) > 0, \ g(-1) > 0$

　　② $g(X)$ の頂点の X 座標 p が　$-1 < p < 1$

　　③ $g(X) = 0$ の判別式 D が，$D \geqq 0$

〔解答のプロセス〕

(1)　　$\sqrt{1^2 + 1^2} = \sqrt{2}$

　　$f(x) = \sqrt{2}\left(\dfrac{1}{\sqrt{2}}\sin x + \dfrac{1}{\sqrt{2}}\cos x\right) + 1$

　　　　$= \sqrt{2}\sin\left(x + \dfrac{1}{4}\pi\right) + 1$

　　$1 - \sqrt{2} \leqq f(x) \leqq 1 + \sqrt{2}$

(2)　　$\sqrt{3^2 + 4^2} = \sqrt{25} = 5$

　　$f(x) = 5\left(\dfrac{3}{5}\sin x + \dfrac{4}{5}\cos x\right) + 1$

　　　　$= 5\sin(x+\alpha) + 1$

　　ただし，$\cos\alpha = \dfrac{3}{5}, \ \sin\alpha = \dfrac{4}{5}$

　　$-5 + 1 \leqq f(x) \leqq 5 + 1$ より　$-4 \leqq f(x) \leqq 6$

(3)　$a\sin x + \cos x + 1 = 5$

　　$a\sin x = 4 - \cos x$ の両辺を2乗する。

　　　$a^2\sin^2 x = 16 - 8\cos x + \cos^2 x$

　　　$a^2(1 - \cos^2 x) = 16 - 8\cos x + \cos^2 x$

　　　$(a^2+1)\cos^2 x - 8\cos x + 16 - a^2 = 0$

　　で x の解が存在する条件を考える。

　　$X = \cos x$ とし，$g(X) = (a^2+1)X^2 - 8X + 16 - a^2$

　　とする。

　　① $g(1), \ g(-1)$ の値が + である。

　　　$g(1) = a^2 + 1 - 8 + 16 - a^2 = 9 > 0$

　　　$g(-1) = a^2 + 1 + 8 + 16 - a^2 = 25 > 0$

　　② $g(X)$ の頂点の座標　$\dfrac{4}{a^2+1}$ が -1 と 1 の間。

　　　$\dfrac{4}{a^2+1} > 0$ より　$-1 \leqq \dfrac{4}{a^2+1}$ は明らか。

　　　$\dfrac{4}{a^2+1} \leqq 1$ より　$4 \leqq a^2 + 1$

　　　$3 \leqq a^2$ 従って　$a \leqq -\sqrt{3}, \ \sqrt{3} \leqq a$ ……(イ)

　　③ $(a^2+1)X^2 - 8X + 16 - a^2 = 0$

　　　$D = 64 - 4(a^2+1)(16 - a^2) \geqq 0$

　　　$64 - 64a^2 + 4a^4 - 64 + 4a^2 \geqq 0$

　　$4a^2(a^2 - 15) \geqq 0$ より　$4a^2(a + \sqrt{15})(a - \sqrt{15}) \geqq 0$

　　従って，$a \leqq -\sqrt{15}, \ \sqrt{15} \leqq a$ ……(ロ)

　　(イ)(ロ)の共通部分で，$a \leqq -\sqrt{15}, \ \sqrt{15} \leqq a$

3

〔解答〕

(1)

ワ	ン あ	いう	えお
7	67	21	81

(2)

か き	く け
64	15

〔出題者が求めたポイント〕

整数

(1)　$ax - by = c$ について

　　$a < b$ のとき，$a(x - y) - (b - a)y = c$

　　$x - y = n$ とすると，$an - (b-a)y = c$

　　$a > b$ のとき，$(a-b)x + b(x - y) = c$

　　$x - y = n$ とすると，$(a-b)x + bn = c$

　　と係数を小さくしていき，1つの文字を1文字で表わ

　　されたとき，すべての文字を1文字で表わす。

(2)　①で表わされた $x, \ y$ の式を代入する。

　　$a > 0, \ b > 0$ のとき，$a + b \geqq 2\sqrt{ab}$

〔解答のプロセス〕

(1)　$13x - 17y = 1$

　　$13(x - y) - 4y = 1, \ x - y = n$ とする。

　　　　$13n - 4y = 1$

　　$n - 4(y - 3n) = 1, \ y - 3n = l$ とする。

　　$n - 4l = 1$ より　$n = 4l + 1$

　　$y - 3(4l + 1) = l$ より　$y = 13l + 3$

　　　　$x - 13l - 3 = 4l + 1$ より　$x = 17l + 4$

　　　　$x + y = 13l + 3 + 17l + 4 = 30l + 7$

　　従って，最小値は 7

　　3番目の値は，$30 \cdot 2 + 7 = 67$

　　$13x - 17y = 3$

　　$13(x - y) - 4y = 3, \ x - y = n$ とする。

　　　　$13n - 4y = 3$

$n-4(y-3n)=3$, $y-3n=l$ とする。

$n-4l=3$　より　$n=4l+3$

$$y=l+12l+9=13l+9$$
$$x=13l+9+4l+3=17l+12$$
$$x+y=13l+9+17l+12=30l+21$$

従って、最小値は、21

3番目の値は、$30\cdot2+21=81$

(2) $P=\dfrac{(17l+4-13l-3+7)^2}{17l+4+13l+3-7}=\dfrac{(4l+8)^2}{30l}$

$=\dfrac{8}{15}l+\dfrac{32}{15}+\dfrac{32}{15l}$

$x+y\neq7$ で x, y は自然数なので、$l>0$

$$P\geqq\dfrac{32}{15}+2\sqrt{\dfrac{8}{15}l\dfrac{32}{15l}}=\dfrac{32}{15}+2\dfrac{16}{15}=\dfrac{64}{15}$$

$$x=\dfrac{4\pm\sqrt{4+4a}}{2}=2\pm\sqrt{a+1}$$

B が原点 O だとすると、

$2+\sqrt{a+1}=-(2-\sqrt{a+1})$ とならない。

A が原点 O だとする。

$2(2-\sqrt{a+1})=2+\sqrt{a+1}$

$3\sqrt{a+1}=2$　より　$a=-\dfrac{5}{9}$

4

〔解答〕

(1)

こ	さ	し	す	せそ	た	ち	つて	と	な
-1	3	2	-2	0 0	0	-1	3	3	

(2)

にぬ	ね
-5	9

〔出題者が求めたポイント〕

微分法

(1) $y=f(x)$ の上の $x=t$ における接線の方程式は、

$y=f'(t)(x-t)+f(t)$

接線の y 切片の値が 0 より t を求める。

$x^3-4x^2+3x-ax=0$　を　$xg(x)=0$ とする。

①$g(x)=0$ のとき、$D>0$、　②$g(0)\neq0$

(2) $g(x)=0$ で x を a で表わす。

B が $x=0$ とならないことを示し、A が $x=0$ とある
ことより a を求める。

〔解答のプロセス〕

(1) $y=x(x-1)(x-3)=x^3-4x^2+3x$

$y'=3x^2-8x+3$

接点を $x=t$ としたとき接線の方程式は、

$y=(3t^2-8t+3)(x-t)+t^3-4t^2+3t$

$=(3t^2-8t+3)x-2t^3+4t^2$

$-2t^3+4t^2=0$, $a=3t^2-8t+3$

$-2t^2(t-2)=0$　より　$t=0$, 2

$t=2$ のとき、$a=3\cdot4-8\cdot2+3=-1$

$y=8-4\cdot4+3\cdot2=-2$　接点は$(2,\ -2)$

$t=0$ のとき、$a=3\cdot0-8\cdot0+3=3$

$y=0-4\cdot0+3\cdot0=0$　接点は$(0,\ 0)$

$x^3-4x^2+3x=ax$

$x(x^2-4x+3-a)=0$

$g(x)=x^2-4x+3-a$ とする。

$g(x)=0$ で、$D=16-4(3-a)=4+4a$

$4+4a>0$　より　$a>-1$　……①

また、$g(0)\neq0$　より　$3-a\neq0$, $a\neq3$　……②

①、②より　$-1<a<3$, $3<a$

(2) $x^2-4x+3-a=0$

化　学

解答　　　　4年度

1

〔解答〕

問1 ① ⑥　　問2 ② ④　　問3 ③ ⑤　　問4 ④ ①
問5 ⑤ ④

〔出題者が求めたポイント〕

混合物の分離，原子・分子の電子配置，化学結合，
金属の電気伝導性

〔解答のプロセス〕

問1 ①　ガラスは水に溶けず塩化ナトリウムは水に溶けるので，混合物を水と混ぜ(ウ)，これを沪過するとガラス片が除かれ塩化ナトリウム水溶液が得られる(イ)。塩化ナトリウム水溶液を蒸発皿に入れ，加熱して水を蒸発させる(蒸発乾固)と塩化ナトリウムの結晶が得られる(ア)。

問2 ②　①～③正
④誤り　M 殻の電子収容数は最大 18 個であるが，M 殻の電子が 8 個になった Ar の次の K，Ca では新しく電子が収容されるのは N 殻になり，K の電子配置は $K^2 L^8 M^8 N^1$，Ca は $K^2 L^8 M^8 N^2$ となる。M 殻には Ca の次の $_{21}Sc$ から収容される（Sc は $K^2 L^8 M^9 N^2$）。
⑤，⑥正

問3 ③　①は Ag^+ と Cl^-，②は Cu^{2+} と O^{2-}
③は Zn^{2+} と OH^-，④は Na^+ と CO_3^{2-}
⑥は NH_4^+ と SO_4^{2-} から成る物質であるが，⑤は Si 原子と O 原子がすべて共有結合で結合した共有結合結晶である。

問4 ④　①電子式は $\overset{\cdot\cdot}{O}::C::\overset{\cdot\cdot}{O}$，共有電子対 4 対，非共有電子対 4 対で同数である。

②$:\overset{\cdot\cdot}{F}:\overset{\cdot\cdot}{F}:$，共有電子対 1 対，非共有電子対 6 対

③$H:H$，共有電子対 1 対，非共有電子対 0

④$H:\overset{\cdot\cdot}{F}:$，共有電子対 1 対，非共有電子対 3 対

⑤$:N::N:$，共有電子対 3 対，非共有電子対 2 対

⑥$H:\overset{\cdot\cdot}{N}:H$，共有電子対 3 対，非共有電子対 1 対
　　　　$\overset{\cdot}{H}$

問5 ⑤　金属の電気伝導性の最大は銀，以下銅，金，アルミニウムの順である。

2

〔解答〕

問1 (1) ⑥ ③　(2) ⑦ ②　(3) ⑧ ④
問2 (1) ⑨ ④　(2) ⑩ ④　(3) ⑪ ④
問3 (1) ⑫ ⑤　(2) ⑬ ④　(3) ⑭ ③
問4 ⑮ ⑤

〔出題者が求めたポイント〕

溶液の濃度，気体の圧力と体積，気体の溶解量，
気体の反応と体積，物質量

〔解答のプロセス〕

問1 (1) ⑥　グルコースの物質量は

$$0.500\,\text{mol/L} \times \frac{400}{1000}\,\text{L} = 0.200\,\text{mol}$$

質量は　$180\,\text{g/mol} \times 0.200\,\text{mol} = 36.0\,\text{g}$

(2) ⑦　溶質は無水硫酸銅(II)$CuSO_4$ であるから，溶かした五水和物を x〔g〕とすると

$$x\,\text{〔g〕} \times \frac{CuSO_4}{CuSO_4 \cdot 5H_2O} = \frac{160}{250}\,x\,\text{〔g〕}$$

$$= 400\,\text{g} \times \frac{8.00}{100}$$

$$x = 50.0\,\text{g}$$

よって用いた水は　$400\,\text{g} - 50.0\,\text{g} = 350\,\text{g}$

(3) ⑧　濃硝酸 1L をとると，その質量は 1500 g。このうち 63.0%が HNO_3 であるから，

その質量は　$1500 \times \dfrac{63.0}{100}\,\text{g}$

その物質量は　$\dfrac{1500 \times \dfrac{63.0}{100}\,\text{g}}{63.0\,\text{g/mol}} = 15.0\,\text{mol}$

1L 中に HNO_3 15.0 mol を含むから 15.0 mol/L。

問2 (1) ⑨　500 mL = 0.500 L　であるから，最初の体積を V〔L〕とすると圧縮後の体積は $(V - 0.500)$ L。
ボイルの法則　$p_1 V_1 = p_2 V_2$　より
$2.00 \times 10^5\,\text{Pa} \times V\,\text{〔L〕}$
$$= 2.50 \times 10^5\,\text{Pa} \times (V - 0.500)\,\text{〔L〕}$$
$2.00 V = 2.50 V - 1.25$　　$V = 2.50$〔L〕

(2) ⑩　容器の体積を V〔L〕，気体定数を R とすると，最初の気体について状態方程式より
$1.20 \times 10^5 \times V = 1.50 \times R \times (273 + 127.0)$　……①
0.500 mol 追加後の気体について状態方程式より
$x \times V = (1.50 + 0.500) \times R \times (273 + 27.0)$　……②
$$\frac{②}{①} = \frac{x}{1.20 \times 10^5} = \frac{2.00}{1.50} \times \frac{300}{400}$$
$$x = 1.20 \times 10^5\,\text{〔Pa〕}$$

(3) ⑪　酸素の溶解量は酸素の分圧と水の量に比例するから

$$70.0\,\text{mg} \times \frac{2.02 \times 10^5\,\text{Pa} \times \dfrac{1}{4+1}}{1.01 \times 10^5\,\text{Pa}} \times \frac{200\,\text{mL}}{1000\,\text{mL}}$$

$$= 5.60\,\text{mg}$$

問3　反応は　$3O_2 \longrightarrow 2O_3$

O_2 80.0 g は　$\dfrac{80.0\,\text{g}}{32.0\,\text{g/mol}} = 2.50\,\text{mol}$

O_2 の 30.0%が反応し，生じる O_3 の物質量は反応した O_2 の 2/3 であるから，生じた O_3 は

$$2.50\,\text{mol} \times \frac{30.0}{100} \times \frac{2}{3} = 0.500\,\text{mol}$$

残った O_2 は　$2.50\,\text{mol} \times \dfrac{70.0}{100} = 1.75\,\text{mol}$

(1)12　反応の前後で物質の総質量は変化しない（質量保存の法則）から 80.0 g である。

(2)13　反応後の混合気体は　$0.500 + 1.75 = 2.25\,\text{mol}$
であるから

$22.4\,\text{L/mol} \times 2.25\,\text{mol} = 50.4\,\text{L}$

(3)14　体積分率＝モル分率　であるから

$\dfrac{0.500\,\text{mol}}{2.25\,\text{mol}} \times 100 = 22.22 \fallingdotseq 22.2\%$

問 4 15　(a)酸化アルミニウム Al_2O_3 1 mol には Al^{3+} 2 mol が含まれるから，0.50 mol の Al_2O_3 中の Al^{3+} は 1.0 mol。

(b)エタン C_2H_6 1 分子には C 2 原子が含まれるから，C_2H_6 5.60 L 中の C 原子は　$\dfrac{5.60\,\text{L}}{22.4\,\text{L/mol}} \times 2 = 0.500\,\text{mol}$

(c)アンモニア NH_3 の分子量は 17.0 であるから，6.80 g の NH_3 は　$\dfrac{6.80\,\text{g}}{17.0\,\text{g/mol}} = 0.400\,\text{mol}$

(d)硫酸イオン SO_4^{2-} 1 個には O 原子 4 個が含まれるから

$\dfrac{1.20 \times 10^{24}\,\text{個}}{6.00 \times 10^{23}/\text{mol}} \times \dfrac{1}{4} = 0.500\,\text{mol}$

よって(b)と(d)が等しい。

❸
〔解答〕

問 1 (1)16 ③　(2)17 ②　(3)18 ③
問 2 (1)19 ①　(2)20 ③
問 3 21 ②　　問 4 22 ③

〔出題者が求めたポイント〕
酸化還元滴定，条件変化と生成量，水溶液の pH，NaCl の結晶

〔解答のプロセス〕
問 1 (1)16　一定量の液体を正確に量り取るのに用いる器具はホールピペットである。ビュレットは溶液の滴下，メスフラスコは溶液の調製に用いる器具で，滴下漏斗やメスシリンダーは用いられない。

(2)17　(a)正　$KMnO_4$ の酸化作用は，中性溶液では

$MnO_4^- + 2H_2O + 3e^- \longrightarrow MnO_2 + 4OH^-$

と表され，黒色の MnO_2 が沈殿する。

(b)正　MnO_4^- が Cl^- を酸化するため $KMnO_4$ の使用量が正しく求められない。

$2MnO_4^- + 16H^+ + 10Cl^-$
　　　　$\longrightarrow 2Mn^{2+} + 8H_2O + 5Cl_2$

(c)誤り　硝酸は酸化作用があり過酸化水素を酸化するため $KMnO_4$ の使用量が正しく求められない。

$HNO_3(希) + 3H^+ + 3e^- \longrightarrow 2H_2O + NO$

(3)18　与えられたイオン反応式からわかるように，H_2O_2 と $KMnO_4$ は物質量の比 5：2 で反応するから

$x\,\text{[mol/L]} \times \dfrac{5.00}{1000}\,\text{L} : 0.050\,\text{mol/L} \times \dfrac{25.0}{1000}\,\text{L}$
　　　　　　　　　　　$= 5:2$

$x = 0.625\,\text{[mol/L]}$

問 2 (1)19　温度を高くすると反応は速くなる。また平衡は吸熱方向（右方向）に移動するため NO_2 の生成量は増える $\longrightarrow$ 図①が該当。

(2)20　触媒により活性化エネルギーを低下させるので反応は速くなるが，触媒は反応物，生成物の状態は変化させないので NO_2 の生成量は変らない $\longrightarrow$ 図③が該当。

問 3 21　(a)アンモニアは僅かに電離して弱塩基性(pH＞7)を示す。

$NH_3 + H_2O \rightleftarrows NH_4^+ + OH^-$

(b)塩化アンモニウムは強酸と弱塩基の塩なので加水分解して弱酸性(pH＜7)を示す。

$NH_4^+ + H_2O \longrightarrow NH_3 + H_3O^+$

(c)塩化アンモニウムの電離による NH_4^+ のためアンモニアの電離が左に移動し（共通イオン効果），OH^- の濃度が減少するので，溶液の pH は(a)より小さくなる（酸性にはならない）。

よって溶液の pH は(a)＞(c)＞(b)の順となる。

問 4 22　(a)正　●の位置は立方体の頂点と面の中心である。

(b)誤り　体心立方格子→面心立方格子。問題の図の左半分を取り除き，右側に続きを加えると右図のようになり，○が面心立方格子であるとわかる。

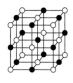

● Na^+
○ Cl^-

(c)正　問題の図の中心の○は上下，左右，前後の計 6 個の●に囲まれている。

❹
〔解答〕

問 1 (1)23 ⑤　(2)24 ⑦　(3)25 ③　(4)26 ④　(5)27 ⑧
問 2 28 ④　29 ②　30 ⑤　31 ③　32 ⑦

〔出題者が求めたポイント〕
非金属元素の推定，脂肪族化合物の系統反応

〔解答のプロセス〕
問 1 (1)23　淡青色，特異臭より気体はオゾン O_3 とわかる。

(2)24　単原子イオンと結合した Cu^{2+} の化合物で黒色のものは CuS，CuO，Zn^{2+} の化合物で白色のものは ZnS，ZnO，$ZnCl_2$ など，Cd^{2+} の化合物で黄色のものは CdS，CdO（CdO は製法により色々な色を示すが黄褐色のものがある）。よって解答としては S と O が考えられるが，(1)23の解答が O であるので(2)24の解答は S となる。

(3)25　最も沸点が低い物質はヘリウム He（沸点 -269 ℃）である。

(4)<u>26</u> カリウム塩の水溶液に溶けて褐色を示すのはヨウ素 I_2 である。これは I^- と I_2 から三ヨウ化物イオン I_3^- が生じるためである。

(5)<u>27</u> 地殻中に一番多い元素は酸素で，2番目に多いのはケイ素である。ケイ素の単体は二酸化ケイ素を電気炉中で炭素で還元してつくる。

$$SiO_2 + 2C \longrightarrow Si + 2CO$$

問2 (i)炭化カルシウムに水を加えると<u>28</u>アセチレン，$CH\equiv CH$(A)と水酸化カルシウム(X)が生じる。

$$CaC_2 + 2H_2O \longrightarrow \underset{アセチレン}{CH\equiv CH}(A) + \underset{水酸化カルシウム}{Ca(OH)_2}(X)$$

(ii)アセチレンに水を付加すると不安定なビニルアルコールが生じ，分子内転位により異性体の<u>29</u>アセトアルデヒド，CH_3CHO(B)になる。

$$CH\equiv CH + H_2O \longrightarrow \underset{ビニルアルコール}{CH_2=CHOH}$$

$$\longrightarrow \underset{アセトアルデヒド}{CH_3CHO}(B)$$

(iii)アセトアルデヒドを還元すると第一級アルコールの<u>30</u>エタノール，CH_3CH_2OH(C)になる。

$$CH_3CHO + 2H \longrightarrow \underset{エタノール}{CH_3CH_2OH}(C)$$

(iv)アセトアルデヒドを酸化するとカルボン酸の<u>31</u>酢酸，CH_3COOH(D)になる。

$$CH_3CHO + O \longrightarrow \underset{酢酸}{CH_3COOH}(D)$$

(v)水酸化カルシウム(X)に酢酸を加えると，中和反応により酢酸カルシウム(Y)が生じる。

$$Ca(OH)_2(X) + 2CH_3COOH(D)$$
$$\longrightarrow \underset{酢酸カルシウム}{(CH_3COO)_2Ca}(Y) + 2H_2O$$

酢酸カルシウム(Y)を乾留すると<u>32</u>アセトン，CH_3COCH_3(E)が生じる。

$$(CH_3COO)_2Ca \longrightarrow \underset{アセトン}{CH_3COCH_3}(E) + CaCO_3$$

(vi)CH_3CHO(B), CH_3COCH_3(E)は CH_3CO-構造をもち，CH_3CH_2OH(C)は $CH_3CH(OH)-$構造をもつのでヨードホルム反応陽性である。

$$CH_3COR + 3I_2 + 4NaOH$$
$$\longrightarrow \underset{ヨードホルム}{CHI_3} + RCOONa + 3NaI + 3H_2O$$

$$CH_3CH_2OH + 4I_2 + 6NaOH$$
$$\longrightarrow CHI_3 + HCOONa + 5NaI + 5H_2O$$

また CH_3CHO(B)は $-CHO$ 基をもつので銀鏡反応を行う。

$$CH_3CHO + 2[Ag(NH_3)_2]^+ + 3OH^-$$
$$\longrightarrow CH_3COO^- + 4NH_3 + 2H_2O + 2Ag$$

化　学

解答

4年度

1

〔解答〕

問1 ①④　　問2 ②①　　問3 ③⑦　　問4 ④③

問5 ⑤④

〔出題者が求めたポイント〕

混合物の分離，イオンの電子配置，イオンの生成，
金属の性質，共有結合結晶

〔解答のプロセス〕

問1 ①　空気から窒素，酸素などを分離するには空気を
液化し，各成分の沸点の差を利用して蒸留して分ける
（分留）。

問2 ②　各イオンの電子配置は直近の貴ガス原子と同じ
であるから，① Al^{3+}：Ne と同じ，F^-：Ne と同じ

② Al^{3+}：Ne と同じ，S^{2-}：Ar と同じ

③ Br^-：Kr と同じ，Cl^-：Ar と同じ

④ Cl^-：Ar と同じ，Mg^{2+}：Ne と同じ

⑤ F^-：Ne と同じ，Li^+：He と同じ

⑥ Na^+：Ne と同じ，Li^+：He と同じ

問3 ③　(a)誤り　放出される→吸収される

(b)誤り　必要な→放出される

(c)正

問4 ④　展性・延性の最も大きい金属は金で，第2位は
銀である。

問5 ⑤　① Zn と③ Ag は金属結晶，② KCl と
⑥ $(NH_4)_2SO_4$ はイオン結晶，④ Si は共有結合結晶，
⑤ CO_2 は分子結晶である。

2

〔解答〕

問1(1) ⑥③　(2) ⑦①　(3) ⑧②

問2 ⑨②　⑩②　⑪③

問3(1) ⑫③　(2) ⑬③　(3) ⑭④

問4 ⑮⑤

〔出題者が求めたポイント〕

溶液の濃度，溶解度，製鉄の量的関係，物質量

〔解答のプロセス〕

問1(1) ⑥　溶液中の NaOH は　$250\,g \times \dfrac{8.00}{100} = 20.0\,g$

NaOH 1 mol 中の Na^+ は 1 mol であるから

$\dfrac{20.0\,g}{40.0\,g/mol} = 0.500\,mol$

(2) ⑦　最初のアンモニア水中のアンモニアは

$0.100\,mol/L \times \dfrac{250}{1000}\,L = 0.0250\,mol$

標準状態で 336 mL のアンモニアは

$\dfrac{336\,mL}{22400\,mL/mol} = 0.0150\,mol$

よって 400 mL に調製されたアンモニア水中のアンモ
ニアは　$0.0250\,mol + 0.0150\,mol = 0.0400\,mol$

濃度は　$\dfrac{0.0400\,mol}{0.400\,L} = 0.100\,mol/L$

(3) ⑧　調製された溶液中の水酸化ナトリウムは

$0.120 \times \dfrac{150}{1000}\,mol$ で，$40.0 \times 0.120 \times \dfrac{150}{1000}\,g$

必要な水酸化ナトリウム水溶液を x〔mL〕とすると
含まれる水酸化ナトリウムは

$1.20 \times x \times \dfrac{20.0}{100}\,g$ である。　　よって

$40.0 \times 0.120 \times \dfrac{150}{1000} = 1.20 \times \dfrac{20.0}{100}\,x$

$x = 3.00$〔mL〕

問2 ⑨　物質 A と B の質量比は 9：1 であるから，混合
物 100 g 中の物質 A は 90 g，B は 10 g である。

温度 T_H での物質 A の溶解度は図より 100 g／水 100 g
であるから，A 90 g を溶かすのに必要な水は 90 g で
ある。

また温度 T_H での B の溶解度は 40 g／水 100 g であ
るから，B 10 g を溶かすのに必要な水は

$100\,g \times \dfrac{10}{40} = 25\,g$　である。

よって混合物 100 g を溶かすのに必要な水は 90 g で
ある。

⑩　温度 T_L における物質 A の溶解度は 30 g／水 100 g
であるから，水 100 g あたり，すなわち温度 T_H の飽和
水溶液　$100 + 100 = 200\,g$　あたり，溶解度の差の
$100 - 30 = 70$　の A が析出することになる。

よって設問の飽和水溶液　$90 + 90 = 180\,g$　のとき

析出する A は　$70\,g \times \dfrac{180}{200} = 63\,g$　である。

⑪　温度 T_L のとき水 90 g に溶けている物質 A は

$90 - 63 = 27\,g$　である。

また温度 T_L での B の溶解度は 35 g／水 100 g，水 90
g あたり 31.5 g であるから，B 10 g はすべて溶けてい
る。よって水溶液中の物質 A と B の質量の比は

$27\,g：10\,g = 2.7：1$　である。

問3(1) ⑫　$a = 1$ とすると Fe の数より $c = 2$。O の数よ
り　$3 + b = 2d$，C の数より $b = d$ であるから

$3 + b = 2b$　　$b = d = 3$　となる。

(2) ⑬　⑫の係数より　Fe 2 mol をつくるのに CO 3
mol が必要であることがわかる。必要な CO は

$\dfrac{500 \times 10^3}{56.0} \times \dfrac{3}{2}\,mol$ で，その体積は

$22.4\,L/mol \times \dfrac{500 \times 10^3 \times 3}{56.0 \times 2}\,mol = 3.00 \times 10^5\,L$

(3) ⑭　$Fe_2O_3 = 160$，$2Fe = 112$　であるから

$x \times 10^3$〔g〕$\times \dfrac{84.0}{100} \times \dfrac{112}{160} = 500 \times 10^3\,g$

$x = 850.3 \fallingdotseq 850 \,[\text{kg}]$

問4 15 (a)ヘプタン（分子量 100）1 分子中に H 16 原子

が含まれるから　$\dfrac{3.00\,\text{g}}{100\,\text{g/mol}} \times 16 = 0.480\,\text{mol}$

(b)酢酸イオン CH_3COO^- 1 個中に O 2 原子が含まれ

るから　$\dfrac{3.00 \times 10^{23}}{6.00 \times 10^{23}/\text{mol}} \times \dfrac{1}{2} = 0.250\,\text{mol}$

(c)CO_2 1 分子中に O 2 原子が含まれるから

$\dfrac{6.72\,\text{L}}{22.4\,\text{L/mol}} \times 2 = 0.600\,\text{mol}$

よって　(c)＞(a)＞(b)の順となる。

3

〔解答〕

問1(1)16 ②　(2)17 ①　(3)18 ⑤

問2 19 ④

問3(1)20 ②　(2)21 ⑤　　問4 22 ③

〔出題者が求めたポイント〕

中和滴定，酸化剤の識別，凝固点降下，CsCl の結晶

〔解答のプロセス〕

問1(1)16　滴定のとき溶液を滴下する器具はビュレット
である。ホールピペットは一定量の溶液を量り取る器
具，メスフラスコは溶液の調製に用いる器具で，滴下
漏斗やメスシリンダーは用いられない。

(2)17　(a)正　　(b)正　共洗いという。

(c)正　液面の底を真横からみて目盛りを読む。

(3)18　図の液面の目盛りは 10.3 なので水酸化ナトリ
ウム水溶液の滴下量は 10.3 mL である。中和の関係
酸の物質量×価数＝塩基の物質量×価数　より，酢
酸水溶液の濃度を求めると

$x\,[\text{mol/L}] \times \dfrac{10.0}{1000}\,\text{L} \times 1$

$= 0.100\,\text{mol/L} \times \dfrac{10.3}{1000}\,\text{L} \times 1$

$x = 0.103\,[\text{mol/L}]$

問2 19　SO_2 の S の酸化数は ＋4

① $CaSO_3$ の S の酸化数は ＋4 なので酸化数の変化は
ない→酸化還元反応ではない。

② H_2SO_4 の S の酸化数は ＋6 なので酸化数は増えて
いる＝SO_2 は酸化された→SO_2 は還元剤

③ H_2SO_3 の S の酸化数は ＋4 なので酸化数の変化は
ない→酸化還元反応ではない。

④ S の硫黄の酸化数は 0 なので酸化数は減っている
＝SO_2 は還元された→SO_2 は酸化剤

⑤ Na_2SO_3 の S の酸化数は ＋4 なので酸化数の変化
はない→酸化還元反応ではない。

問3　純溶媒の温度 $b\,[℃]$，溶液の温度 $f\,[℃]$ は過冷却
のため一時的に下った温度で，凝固点ではない。

純物質では凝固が続くあいだは一定の温度を保つの
で，凝固点は $a\,[℃]$ である。

溶液では過冷却のあいだも直線 I～II の間と同じ割
合で溶液の温度が下ったと考え，直線 I～II を左に伸

ばし，冷却曲線との交点の温度 $d\,[℃]$ を凝固点とする。

よって凝固点降下度は $(a-d)\,[\text{K}]$ である。

(2)21　(a)誤り　温度 $a\,[℃]$ で一定温度になっていると
きは溶媒の固体と液体が存在して凝固が続いていると
きである。全部が固体になると温度は次第に低下して
いく。

(b)正

(c)正　$\Delta t = K_f m$（Δt：凝固点降下度，K_f：モル凝固点
降下，m：溶質の質量モル濃度）の関係が成り立つ。

問4 22　CsCl の結晶では，立方体の
対角線の方向でイオンが接してい
るから

Cl^- の半径×2＋Cs^+ の半径×2
＝一辺 a の立方体の対角線
＝$\sqrt{3}\,a$　の関係がある。よって

$x\,[\text{nm}] \times 2 + 0.181\,\text{nm} \times 2 = \sqrt{3}\,a$

$= 0.402\,\text{nm} \times 1.73$

$x = 0.1667 \fallingdotseq 0.167\,[\text{nm}]$

4

〔解答〕

問1(1)23 ③　(2)24 ⑧　(3)25 ⑦　(4)26 ⑥　(5)27 ②

問2(1)28 ⑧　(2)29 ⑦　(3)30 ⑥　(4)31 ②　(5)32 ④

〔出題者が求めたポイント〕

無機化合物の推定，芳香族化合物の推定

〔解答のプロセス〕

問1(1)23　二酸化ケイ素と反応するのは HF と加熱した
NaOH。ポリエチレン容器に保存するのは HF。

$SiO_2 + 6HF \longrightarrow H_2SiF_6 + 2H_2O$

ヘキサフルオロケイ酸

(2)24　塩酸と水酸化ナトリウム水溶液に溶けるのは両
性元素の単体，化合物。選択肢のうち $Al(OH)_3$ はア
ンモニア水に溶けない。

$Zn(OH)_2 + 2HCl \longrightarrow ZnCl_2 + 2H_2O$

$Zn(OH)_2 + 2NaOH \longrightarrow Na_2[Zn(OH)_4]$

テトラヒドロキシド亜鉛(II)酸ナトリウム

$Zn(OH)_2 + 4NH_3 \longrightarrow [Zn(NH_3)_4](OH)_2$

水酸化テトラアンミン亜鉛(II)

(3)25　酸性雨の原因物質は SO_x，NO_x。このうち酸
化剤にも還元剤にもはたらくのは SO_2。

酸化剤　$SO_2 + 4H^+ + 4e^- \longrightarrow S + 2H_2O$

還元剤　$SO_2 + 2H_2O \longrightarrow SO_4^{2-} + 4H^+ + 2e^-$

(4)26　アンモニアソーダ法は炭酸ナトリウムの製法。
炭酸ナトリウム十水和物は風解して一水和物になる。

$Na_2CO_3 \cdot 10H_2O \longrightarrow Na_2CO_3 \cdot H_2O + 9H_2O$

(5)27　レントゲン撮影の造影剤に用いられるのは硫酸
バリウム $BaSO_4$。

問2(1)28　①〜④の　型の一臭素置換体は

の 4 種類（・は置換位置）。

⑤〜⑦のベンゼン一置換体 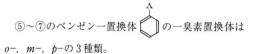 の一臭素置換体は
$o-$, $m-$, $p-$の3種類。

⑧ナフタレンの一臭素置換体は1-, 2-の2種類。

1-ブロモナフタレン　　　2-ブロモナフタレン

(2)⟨29⟩ サリチル酸ナトリウムの原料はナトリウムフェノキシドである。

[構造式] ONa + CO_2 ⟶ [構造式] OH COONa

ナトリウムフェノキシド　　サリチル酸ナトリウム

(3)⟨30⟩ プロピレンにベンゼンが付加するとクメン
[構造式]$-CH(CH_3)_2$ が生じる。クメンを酸化したのち分
解するとフェノールとアセトンが得られる。

$CH_2{=}CHCH_3 +$ [ベンゼン] ⟶ [構造式]$-CH(CH_3)_2$

プロピレン　　　　　　　　クメン

[構造式]$-CH(CH_3)_2$ $\xrightarrow{\text{酸化}}$ [構造式]$-C(CH_3)_2OOH$

クメンヒドロペルオキシド

$\xrightarrow{\text{分解}}$ [構造式]$-OH + CH_3COCH_3$

フェノール　　　アセトン

(4)⟨31⟩ ピクリン酸は2,4,6-トリニトロフェノールで，
フェノール，ニトロフェノールを経てつくる。

[構造式] OH $\xrightarrow{\text{混酸}}$ [構造式] OH NO_2 , [構造式] OH NO_2

o-ニトロフェノール　　　　p-ニトロフェノール

$\xrightarrow{\text{混酸}}$ [構造式] O_2N OH NO_2 NO_2

ピクリン酸

(5)⟨32⟩ 炭酸水素ナトリウムと反応するから$-$COOH を
もつと分かり，塩化鉄(Ⅲ)で呈色するからフェノール
の$-$OH をもつと分かる。よって⟨42⟩はヒドロキシ安息
香酸，選択肢より④のサリチル酸である。

化　学

解答

4年度

1

〔解答〕

問1 ① ④　　問2 ② ⑤　　問3 ③ ③　　問4 ④ ⑥
問5 ⑤ ⑥

〔出題者が求めたポイント〕

蒸留装置，イオン中の粒子数，イオン化合物の構成，
物質の電気伝導性，分子の形と極性

〔解答のプロセス〕

問1 ①　①正
　　②正　液のしぶきが枝に入らないようにする。
　　③正　捕集する蒸気の温度を計る。
　　④誤り　AからBに流すと冷却器上部に水がたまら
　　ず冷却効果が落ちるので冷却水はBからAに流す。
　　⑤正　三角フラスコに蒸気がたまらないようにする。
問2 ②　①同じ元素なので陽子数は同じで17。
　　②中性子数＝質量数－陽子数。$^{14}C : 14 - 6 = 8$
　　$^{16}O : 16 - 8 = 8$　で同じ。
　　③ ^{40}Ar も ^{40}Ca も40で同じ。
　　④単原子イオンの電子数＝原子番号－電荷　なので
　　$K^+ : 19 - 1 = 18$, $S^{2-} : 16 - (-2) = 18$　で同じ。
　　⑤HeのK殻の電子は2個，NeのL殻の電子は8個
　　で異なっている。
　　⑥HもFも1価で同じ。
問3 ③　① CO_2 は分子式
　　② Na_2O　Na^+ と O^{2-} の数の比は2：1
　　③ $CaCl_2$　Ca^{2+} と Cl^- の数の比は1：2
　　④ $(NH_4)_2SO_4$　NH_4^+ と SO_4^{2-} の数の比は2：1
　　⑤ KNO_3　K^+ と NO_3^- の数の比は1：1
　　⑥ $MgCO_3$　Mg^{2+} と CO_3^{2-} の数の比は1：1
問4 ④　① Al, ④ Ca, ⑤ Pt は金属で電気伝導性あり。
　　②黒鉛，⑥二酸化ケイ素は共有結合結晶で，二酸化ケ
　　イ素は電気伝導性はないが，黒鉛には結晶内を動ける
　　電子があり電気伝導性がある。
　　③ NaCl はイオンから成るが，結晶ではイオンは移動
　　しないので電気伝導性は示さない。水溶液や融解液は
　　イオンが移動できるので電気伝導性がある。
問5 ⑤　(a)誤り　H_2O 分子は折れ線形である。
　　(b)正
　　(c)誤り　C–H は異なる原子の結合なので結合に極性
　　がある。分子全体では結合の極性は打消され無極性分
　　子となる。

2

〔解答〕

問1 ⑥ ④　(2) ⑦ ①　(3) ⑧ ②
問2 ⑨ ②　⑩ ③
問3 ⑪ ③　⑫ ②　⑬ ③　　問4 ⑭ ⑥

〔出題者が求めたポイント〕

溶液の濃度，溶解度，反応式による計算，物質量

〔解答のプロセス〕

問1 (1) ⑥　0.100 mol/L 水酸化ナトリウム水溶液 250 mL
　中の水酸化ナトリウムは

$$0.100 \text{ mol/L} \times \frac{250}{1000} \text{ L} = 0.0250 \text{ mol}$$

　固体の水酸化ナトリウム 3.00 g は

$$\frac{3.00 \text{ g}}{40.0 \text{ g/mol}} = 0.0750 \text{ mol}$$

　合計　0.0250 ＋ 0.0750 ＝ 0.100 mol　の水酸化ナトリ
　ウムが 500 mL（＝0.500 L）中に含まれるから

　モル濃度は　$\dfrac{0.100 \text{ mol}}{0.500 \text{ L}} = 0.200 \text{ mol/L}$

　(2) ⑦　硫酸銅（Ⅱ）五水和物 3.00 g 中の硫酸銅（Ⅱ）（溶
　質）は　$5.00 \text{ g} \times \dfrac{CuSO_4}{CuSO_4 \cdot 5H_2O}$

$$= 5.00 \text{ g} \times \frac{160}{250} = 3.20 \text{ g}$$

　8.00％水溶液の質量を x〔g〕とすると

$$\frac{3.20 \text{ g}}{x \text{〔g〕}} \times 100 = 8.00 \qquad x = 40.0 \text{ g}$$

　よって加えた水は　40.0 － 5.00 ＝ 35.0 g

　(3) ⑧　0.200 mol/L 硫酸 300 mL 中の H_2SO_4 は

$$98.0 \text{ g/mol} \times 0.200 \text{ mol/L} \times \frac{300}{1000} \text{ L} = 5.88 \text{ g}$$

　必要な 24.5％硫酸を x〔mL〕とすると H_2SO_4 について

$$1.20 \text{ g/mL} \times x \text{〔mL〕} \times \frac{24.5}{100} = 5.88 \text{ g}$$

$$x = 20.0 \text{〔mL〕}$$

問2 ⑨　物質 X の 25.0％水溶液 200 g 中の

　物質 X は　$200 \text{ g} \times \dfrac{25.0}{100} = 50.0 \text{ g}$

　水は　$200 \text{ g} \times \dfrac{75.0}{100} = 150 \text{ g}$

　70℃で水 150 g に溶ける物質 X は

$$48.0 \text{ g} \times \frac{150}{100} = 72.0 \text{ g}　であるから$$

　物質 X はさらに　72.0 － 50.0 ＝ 22.0 g　溶ける。
　⑩　10℃で水 150 g に溶ける物質 X は

$$32.0 \text{ g} \times \frac{150}{100} = 48.0 \text{ g}　であるから$$

　析出する物質 X は　50.0 － 48.0 ＝ 2.0 g　である。

問3 ⑪　$Al_2(SO_4)_3$ の係数が1であるから，Al の数よ
　り $a = 2$, SO_4 の数より $b = 3$, H の数より $c = 3$ であ
　る。
　⑫　Al 0.540 g は　$\dfrac{0.540 \text{ g}}{27.0 \text{ g/mol}} = 0.0200 \text{ mol}$

　0.500 mol/L の硫酸 100 mL 中の H_2SO_4 は

$$0.500\,\text{mol/L} \times \frac{100}{1000}\,\text{L} = 0.0500\,\text{mol}$$

Al と H_2SO_4 は物質量の比 2：3 で反応するから，与えられた Al と H_2SO_4 の物質量の比 0.0200 mol：0.0500 mol では H_2SO_4 が過剰で，Al がすべて反応する。Al 2mol から生じる H_2 は 3mol なので

$$22.4\,\text{L/mol} \times 0.0200\,\text{mol} \times \frac{3}{2} = 0.672\,\text{L}$$

13 Al 1.08 g は $\dfrac{1.08\,\text{g}}{27.0\,\text{g/mol}} = 0.0400\,\text{mol}$

Al 0.0400 mol と H_2SO_4 0.0500 mol では Al の方が過剰で H_2SO_4 がすべて反応する。H_2SO_4 1mol から H_2 1mol が生じるから，

$$22.4\,\text{L/mol} \times 0.0500\,\text{mol} = 1.12\,\text{L}$$

問4 (a)アンモニア NH_3 1分子に H 3原子が含まれるから $\dfrac{2.40 \times 10^{23}}{6.00 \times 10^{23}/\text{mol}} \times \dfrac{1}{3} = 0.1333 \fallingdotseq 0.133\,\text{mol}$

(b) $MgCl_2 = 95.0$，$MgCl_2$ 1mol には Cl^- 2mol が含まれるから

$$\frac{7.60\,\text{g}}{95.0\,\text{g/mol}} \times 2 = 0.160\,\text{mol}$$

(c)メタン CH_4 1分子に H 4原子が含まれるから

$$\frac{1.40\,\text{L}}{22.4\,\text{L/mol}} \times 4 = 0.250\,\text{mol}$$

よって (c)＞(b)＞(a)である。

❸
〔解答〕
問1(1)15 ①　(2)16 ②
問2(1)17 ⑤　(2)18 ③
問3(1)19 ②　(2)20 ②　(3)21 ⑤
問4 22 ④

〔出題者が求めたポイント〕
混合液のpH，酸・塩基の定義，平衡移動，酸化還元滴定，生成熱の算出

〔解答のプロセス〕
問1(1)15
　硫酸が放出する H^+ は

$$0.020\,\text{mol/L} \times \frac{50}{1000}\,\text{L} \times 2 = 2.00 \times 10^{-3}\,\text{mol}\quad \cdots\text{(A)}$$

　水酸化ナトリウムが放出する OH^- は

$$0.020\,\text{mol/L} \times \frac{50}{1000}\,\text{L} \times 1 = 1.00 \times 10^{-3}\,\text{mol}\quad \cdots\text{(B)}$$

(B)より(A)の方が 1.00×10^{-3} mol 多いので，混合液の

$$[\text{H}^+] = \frac{1.00 \times 10^{-3}\,\text{mol}}{\dfrac{50+50}{1000}\,\text{L}} = 0.0100\,\text{mol/L}$$

$$\text{pH} = -\log_{10} 0.0100 = 2$$

(2)16　ブレンステッド・ローリーの定義による酸は H^+ を放出する分子・イオン，塩基は H^+ を受け取る分子・イオンである。問題の加水分解の反応式において H^+ は H_2O から CH_3COO^- に移動しているから，

H_2O が酸(ア)，CH_3COO^- が塩基である。

　水溶液が塩基性を示す塩は弱酸と強塩基の塩で，$NaHCO_3$，Na_2CO_3 があるが，正塩（酸の H，塩基の OH が残っていない）なので Na_2CO_3 が該当する。

問2(1)17　圧力を高くすると体積が減って濃度が大きくなるので反応は速くなる。また圧力を高くすると気体分子数減少方向の右に平衡が移動するので NH_3 の生成量は多くなる→図⑤が該当。

(2)18　触媒は活性化エネルギーを小さくするので反応は速くなるが，平衡状態は変えないので NH_3 の生成量は変らない→図③が該当。

問3(1)19　0.200 mol/L シュウ酸水溶液 250 mL 中のシュウ酸は　$0.200\,\text{mol/L} \times \dfrac{250}{1000}\,\text{L} = 0.0500\,\text{mol}$

　シュウ酸二水和物 $(COOH)_2 \cdot 2H_2O$ 1mol にはシュウ酸 $(COOH)_2$ 1mol が含まれるので，必要なシュウ酸二水和物（モル質量 126 g/mol）も 0.0500 mol で

$$126\,\text{g/mol} \times 0.0500\,\text{mol} = 6.30\,\text{g}$$

(2)20　与えられたイオン反応式より $Cr_2O_7{}^{2-}$ 1mol と $(COOH)_2$ 3mol が反応することがわかる。よって

$$x\,[\text{mol/L}] \times \frac{20.0}{1000}\,\text{L} : 0.200\,\text{mol/L} \times \frac{30.0}{1000}\,\text{L}$$
$$= 1 : 3$$
$$x = 0.100\,\text{mol/L}$$

(3)21　(a)誤り　還元剤→酸化剤，Cr の酸化数が減少している＝還元された＝相手を酸化した

(b)正　H_2SO_4 は溶液を酸性にするために働いていて，H，S，O の酸化数は変化していない。

(c)正　コニカルビーカーには正確な濃度の溶液を正確な量入れるので，水に濡れていても反応物の量は変らない。ホールピペット，ビュレットが濡れていると入れた溶液の濃度が小さくなるので，正確な量が求められなくなる。

問4 22　メタンの生成熱は次式で表される。

$$\text{C(黒鉛)} + 2H_2\text{(気)} = CH_4\text{(気)} + Q\,\text{kJ}$$

　与式を順に(i)，(ii)，(iii)とすると

(i)＋(ii)×2−(iii)　より

$$\text{C(黒鉛)} + 2H_2\text{(気)} = CH_4\text{(気)} + 75\,\text{kJ}$$

〔別解〕　式(i)，(ii)は CO_2(気)，H_2O(液)の生成熱を表しており，安定な単体の生成熱は 0kJ/mol であるから，反応熱＝生成物の生成熱の総和−反応物の生成熱の総和　の関係を式(iii)に適用して

$$(394\,\text{kJ/mol} \times 1\,\text{mol} + 286\,\text{kJ/mol} \times 2\,\text{mol})$$
$$- (Q\,\text{kJ/mol} \times 1\,\text{mol} + 0)$$
$$= 891\,\text{kJ}$$
$$Q = 75\,[\text{kJ/mol}]$$

❹
〔解答〕
問1(1)23 ①　(2)24 ⑦　(3)25 ⑤　(4)26 ⑧　(5)27 ④
問2(1)28 ⑤　(2)29 ②　(3)30 ①
問3(1)31 ②　(2)32 ⑤

〔出題者が求めたポイント〕

気体の推定，脂肪族化合物の推定，芳香族化合物の推定

〔解答のプロセス〕

問1(1)㉓ 銅と希硝酸の反応で生じる気体は一酸化窒素 NO。

$$3Cu + 8HNO_3 \longrightarrow 3Cu(NO_3)_2 + 4H_2O + 2NO$$

NO は酸素と反応して二酸化窒素になる。

$$2NO + O_2 \longrightarrow 2NO_2（赤褐色）$$

(2)㉔ 腐卵臭の気体は硫化水素 H_2S。酢酸鉛(Ⅱ)水溶液に通じると硫化鉛(Ⅱ)が沈殿する。

$$(CH_3COO)_2Pb + H_2S \longrightarrow PbS（黒） + 2CH_3COOH$$

(3)㉕ 黄緑色の気体は塩素 Cl_2。塩素は臭素より酸化力が強いので，臭化カリウム水溶液に通じると臭素が遊離する。

$$2KBr + Cl_2 \longrightarrow Br_2（赤褐色） + 2KCl$$

(4)㉖ 酸化剤としても還元剤としても働く気体は二酸化硫黄 SO_2。ふつうは還元剤として働く。

$$SO_2 + 2H_2O \longrightarrow SO_4^{2-} + 4H^+ + 2e^-$$

硫化水素は還元力が強く，二酸化硫黄は酸化剤として反応する。

$$SO_2 + 2H_2S \longrightarrow 2H_2O + 3S（白濁）$$

(5)㉗ ホタル石（フッ化カルシウム）と濃硫酸の反応で生じる気体はフッ化水素 HF。

$$CaF_2 + H_2SO_4 \longrightarrow CaSO_4 + 2HF$$

フッ化水素は二酸化ケイ素と反応して溶かす。

$$SiO_2 + 6HF \longrightarrow H_2SiF_6 + 2H_2O$$
ヘキサフルオロケイ酸

問2(1)㉘ カルボン酸で還元性があるのはギ酸 HCOOH。ギ酸には分子中にアルデヒド基（ホルミル基）がある（右式）ため還元性がある。

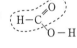

（厳密にはギ酸は銀鏡反応を示すが，フェーリング液の還元はしない。）

(2)㉙ ヨードホルム反応を示す物質は CH_3CO-構造，$CH_3CH(OH)-$構造をもつので，設問中の物質では

②エタノール $CH_3\underset{\underset{H}{|}}{C}HOH$

④アセトアルデヒド $CH_3\underset{\underset{H}{|}}{C}O$ が該当するが，アセトアルデヒドはアルデヒドで還元性を示すので除かれる。

(3)㉚ 臭素水を脱色するのは炭素間二重結合 C=C をもつエチレンである。

$$CH_2=CH_2 + Br_2 \longrightarrow CH_2BrCH_2Br$$
1, 2-ジブロモエタン

問3(1)㉛ 中性物質で，塩基性を示す$-NH_2$，酸性を示す$-COOH$やフェノールの$-OH$をもたないので②が該当。$-NO_2$は中性の基である。

(2)㉜ (i)炭酸水素ナトリウム水溶液に溶ける→カルボキシ基$-COOH$がある。

(ii)塩化鉄(Ⅲ)水溶液で呈色する→フェノールのヒドロキシ基$-OH$がある。

(i), (ii)より⑤となる。

生　物

解答　4年度

1

〔解答〕

問1　|1|　③　　問2　|2|　②③　　問3　|3|　①
問4　|4|　④
問5　(1)|5|　④　　(2)|6|　②　　(3)|7|　⑤

〔出題者が求めたポイント〕

出題分野：細胞の構造

問1　細胞膜は，二層に並んだリン脂質中に様々な種類の膜タンパク質が存在している構造を持つ膜である。

問2　生体膜とは，細胞構造において，細胞膜と同様にリン脂質を基本成分とする膜の事をいう。選択肢の他，小胞体・ミトコンドリア・葉緑体なども生体膜をもつ。また，ミトコンドリアや葉緑体は内膜と外膜の二重膜構造をもつことも併せて覚えておきたい。

問3　植物細胞の細胞壁の主成分はセルロースであり，これは多糖類である。よって①は正しい。
②　細胞壁は全透性の性質を持つ。よって誤り。
③　酢酸カーミンによって赤色に染色される細胞内構造は核である。よって誤り。
④　ペプチドグリカンで構成されている細胞壁を持つ原核生物もいる。よって誤り。

問4　トル様受容体(TLR)はマクロファージや好中球等，自然免疫に関わる細胞が持つパターン認識受容体である。赤血球は TLR を持っていないので，誤り。

問5(1)　K^+ は，ナトリウムポンプの働きによって赤血球内に取り込まれるので，赤血球内の K^+ 濃度は高く維持されるはずである。
　　　　実験1において，赤血球内の K^+ 濃度が低下した原因は，このナトリウムポンプの働きが阻害されたことによると考えられる。
　　　　ナトリウムポンプは，それ自身が酵素活性を持ち，さらに ATP を消費し働く。したがって，低温条件下では赤血球内の酵素活性が低下してしまい，ナトリウムポンプ自身の活性が低下すると同時に，ナトリウムポンプが働くために必要な ATP が合成されなくなったためであると考えられる。したがって④の選択肢が妥当である。
(2)　赤血球内の K^+ 濃度が12時間後まで上昇した理由は，ナトリウムポンプの働きが12時間後まで回復したためであると考えられる。これは，温度を37℃に上げたことで，ナトリウムポンプの酵素活性が回復したと同時に，赤血球内で ATP が合成されるようになったためであると考えられる。したがって，②の選択肢が妥当である。
(3)　実験2において12時間後から24時間後にかけて赤血球内の K^+ 濃度が低下したのは，ナトリウムポンプが働くために必要な ATP が不足したためであると考えられる。したがって実験3で使用した物質

X は ATP 合成を回復させる物質であると考えられる。また，赤血球はミトコンドリアを持たないため，クエン酸やピルビン酸から ATP の合成はできないと考えられる。そのため，⑤の選択肢が妥当である。

2

〔解答〕

問1　|8|　①
問2　|9|　③
問3　|10|　④
問4　|11|　②
問5　(1)|12|　①　　(2)|13|　⑥　　(3)|14|　③

〔出題者が求めたポイント〕

出題分野：光合成

問1　光合成をエネルギー変換という視点でみると，光エネルギーを化学エネルギーへと変換していると考えることができる。また，生物は有機物が持つ化学エネルギーを運動エネルギー等に変換して利用し，最終的には熱エネルギーとなって生態系外へと出ていくことになる。

問2　図1のBでは H_2O から O_2 が生じているので，光化学系Ⅱの反応であることがわかる。したがって，A は光化学系Ⅰの反応であり，光化学系Ⅰでは $NADP^+$ が NADPH へと還元される。したがって，エは $NADP^+$，オは NADPH であるとわかる。

問3　光合成において，CO_2 はルビスコによって C5 化合物であるリブロースビスリン酸(RuBP)に固定され，C3 化合物であるホスホグリセリン酸(PGA)となる。よって，カは PGA，キは RuBP である。

問4　図1において，問2の解説の通り，B は光化学系Ⅱのクロロフィル，A は光化学系Ⅰのクロロフィルである。光化学系Ⅱで電子を放出したクロロフィルは，水の分解で生じた電子を受け取る。よって②は正しい。
①　光化学系Ⅱのクロロフィルから放出された電子は，電子伝達系を経て光化学系Ⅰで電子を放出したクロロフィルに受け取られる。すなわち，B から A に電子は受け渡される。よって誤り。
③　RuBP から PGA を合成する際は ATP を消費しない。よって誤り。因みにカルビンベンソン回路においてATPを消費するのは，ホスホグリセリン酸(PGA)からビスホスホグリセリン酸が生じる時と，リブロースリン酸からリブロースビスリン酸(RuBP)が生じる時である。
④　ルビスコが触媒するのは，CO_2 の固定である。すなわち，| キ | から | カ | が合成される時である。よって誤り。

問5(1)　クロロフィル等の光合成色素は有機化合物であるので，抽出液には有機溶媒を用いる。よって①は正しい。

② TLC の展開液には，有機溶媒どうしの混合液を用いる。よって誤り。

③ 原点に抽出液をプロットする際は，広がらないように何度もプロットすることで，高濃度の光合成色素をプロットする。よって誤り。

④ 原点が展開液に浸らないように展開する。よって誤り。

(2) Rf 値は $\dfrac{原点から色素までの距離}{原点から溶媒前線までの距離}$ で求めることができる。すなわち斑 a の Rf 値は

Rf 値 $= \dfrac{10.2}{12} = 0.85$　となる。よって，表1よりカロテンであるとわかる。

(3) (2)と同様に，斑 b の Rf 値を求めると，0.5であり，表1より，斑 b はクロロフィル a であるとわかる。クロロフィル a は青緑色である。

❸

〔解答〕

問1 | 15 | ④
問2 | 16 | ①
問3 | 17 | ③
問4 (1) | 18 | ② (2) | 19 | ② (3) | 20 | ③
問5 | 21 | ①

〔出題者が求めたポイント〕

出題分野：遺伝子の発現

問1① DNA の複製は S 期に行われる。よって誤り。

② DNA ポリメラーゼは，ヌクレオチド鎖の 3' 末端に新たなヌクレオチドを繋げていくことで，5'→3' へとヌクレオチド鎖を伸長させる。よって誤り。

③ DNA ヘリカーゼは DNA の二本鎖を開裂する酵素である。プライマーを合成する酵素はプライマーゼである。

問2① 開始コドンはアミノ酸であるメチオニンを指定するため，翻訳開始点のトリプレットは必ずメチオニンとなる。よって，転写開始点という記述は誤りである。

問3 終止コドンは3種類あり，いずれもアミノ酸を指定しないことに注意する。4種類の塩基が3つ並ぶことで作られるコドンは，$4^3 = 64$ 通りあるが，このうち終止コドンとなる3つはアミノ酸を指定しないため，$64 - 3 = 61$ 種類がアミノ酸を指定することになる。

問4 原核生物の転写翻訳は，真核生物とは異なり，RNA ポリメラーゼによって合成された mRNA はスプライシングの過程を経ずに，すぐさま翻訳されることになる。したがって図1のようなポリソームを形成する。

(1) 問題文より，図1は大腸菌における転写・翻訳の図とあるので，DNA に結合している●は RNA ポリメラーゼであり，●から伸びている細い線は mRNA だとわかる。したがって，mRNA に結合している○はリボソームである。

(2) 図1より，●から伸びている mRNA は左側程長くなっている。すなわち，転写の方向はアの方向である。

また，リボソームは転写によってできた mRNA にすぐさま結合し，翻訳を行うため，図の上から下の方向に mRNA 上を進み，翻訳していくことになる。よって翻訳はエの方向に行われる。

(3) 核とスプライシングの過程を持たない原核生物では，転写と翻訳が同じ場所で同時に行われる。そのため，図のようなポリソームが形成される。よって③が正しい。

問5 図2より，遺伝子 X の mRNA と，21番目〜24番目のアミノ酸を指定するコドンは

mRNA：5' — UCU CUA CCU AUC — 3'
コドン：21番目（UCU）　22番目（CUA）
　　　　23番目（CCU）　24番目（AUC）

となる。

①の変異が生じた場合，mRNA とコドンは以下のようになる。

mRNA：5' — UCU UCU ACC UAU C — 3'
コドン：21番目（UCU）　22番目（UCU）
　　　　23番目（ACC）　24番目（UAU）

よって，21番目と22番目のアミノ酸の種類は同じとなり，①の記述は正しい。

②の変異が生じた場合，mRNA とコドンは以下のようになる。

mRNA：5' — UCC UAC CUA UAU UC — 3'
コドン：21番目（UCC）　22番目（UAC）
　　　　23番目（CUA）　24番目（UC_）

問題文に，コドンの1番目が U，2番目が C のときは3番目の塩基が何であっても同じアミノ酸を指定するとあるので，21番目と24番目のアミノ酸は同じ種類であるとわかる。よって，②の記述は誤りである。

③の変異が生じた場合，mRNA とコドンは以下のようになる。

mRNA：5' — UCU CUA UCA AUC — 3'
コドン：21番目（UCU）　22番目（CUA）
　　　　23番目（UCA）　24番目（AUC）

21番目と23番目のアミノ酸を指定するコドンは共に UC_ となっているので，同じアミノ酸であるとわかる。よって③の記述は誤りである。

❹

〔解答〕

問1 | 22 | ④
問2 | 23 | ②
問3 (1) | 24 | ⑤ (2) | 25 | ③
問4 (1) | 26 | ① (2) | 27 | ② (3) | 28 | ③

〔出題者が求めたポイント〕

出題分野：

問1 上皮組織には個体の表面を覆うものの他，消化管

の内面を覆うものもある。前者は外胚葉由来であるが，後者は内胚葉由来である。よって誤り。

問2① 血液中で最も多い細胞は赤血球である。よって誤り。

③ グルカゴンは，肝臓におけるグリコーゲンの糖化を促進させるホルモンである。よって誤り。

④ 脊椎骨は中胚葉由来である。よって誤り。

問3(1) 自律神経系における神経伝達物質は，交感神経の神経伝達物質であるノルアドレナリンと副交感神経の神経伝達物質であるアセチルコリンである。

ただし，汗腺の交感神経においては，アセチルコリンが神経伝達物質であることに注意する。

(2)③ 神経伝達物質は，神経伝達物質が含まれるシナプス小胞が，シナプス前膜と融合することで，エキソサイトーシスによってシナプス間隙に放出される。

Ca^{2+}はシナプス小胞とシナプス前膜が融合する際に必要となる。よって正しい。

① 軸索は太い方が伝導速度は速くなる。よって誤り。

② 局所電流は，細胞外においては，静止部から興奮部へ，細胞内においては，興奮部から静止部へと流れる。よって誤り。

④ 神経伝達物質の受容体は細胞膜に存在する。よって誤り。

問4(1) 図のように，Z膜とZ膜の間をサルコメアといい，横紋筋を構成する筋原線維の構成上の単位となっている。

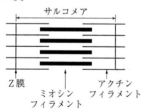

(2) 図1のグラフより，最小張力となった最も長いサルコメアの長さ(3.6μm)は，下図Aの状態であり，最大張力となった最も短いサルコメアの長さ(2.0μm)は，下図Bの状態である。

すなわち，ミオシンフィラメントの長さは，$3.6 - 2.0 = 1.6μm$である。

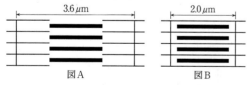

(3) ミオシンフィラメントの部分が暗帯となる。また，上図のように，横紋筋が収縮している時も弛緩している時もミオシンフィラメントの長さに変化はない。すなわち暗帯の長さは，張力に関係なく常にミオシンフィラメントの長さとなる。

5
〔解答〕
問1 | 29 | ③
問2 | 30 | ③
問3 | 31 | ①
問4 (1) | 32 | ②　(2) | 33 | ①　(3) | 34 | ③

〔出題者が求めたポイント〕
出題分野：生態系

問1 生物多様性は，小さい方から順に，遺伝子・種・生態系という3つの多様性の側面がある。

問2 問3 名前が付けられている生物種は，200万種程度だと言われており，このうち約100万種は昆虫類であると言われている。

問4(1)① 個体数比が1・2・4と上がるにつれて，水草ありでは成長率が上がっている。よって誤り。

③ 個体数比が1の時は，水草なしの方が成長率は高い。よって誤り。

④ 個体数比が2・4の時は，水草ありの方が成長率は高い。よって誤り。

(2)② 上述の通り，個体数比が1の時は，水草なしの方が成長率は高くなっている。②の記述が正しいと仮定するならば，常に水草ありの方が成長率は高くなるはずである。よって誤り。

③ 種Aの成長率が個体群密度によってのみ決まるのであれば，個体群密度が同じであれば，水草ありと水草なしの成長率は同じになるはずである。よって誤り。

(3) 図1より，水草がある場合は，種Aの個体群密度が高くなる程，種Aの成長率が上がるという結果が得られている。また，図2より，種Aに切断されない水草の密度が高い程，ヤゴとアカムシの生存率が高く，種Aの成長率が低い結果が得られている。これらの結果から，種Aの急激な増加を抑制する手法として③の選択肢が最も妥当であろう。

生　物

解答

4年度

❶

〔解答〕

問1　1　③
問2　2　②
問3　(1) 3　④　(2) 4　②　(3) 5　③
問4　(1) 6　⑦　(2) 7　②

〔出題者が求めたポイント〕

出題分野：細胞の構造

問1　一般的に動物細胞の構成成分は，水・タンパク質・脂質の順に多く，それぞれ65%・15%・12%の割合である。

問2　炭水化物・タンパク質・脂質に共通する構成元素は，C(炭素)・H(水素)・O(酸素)である。タンパク質にはこの他，S(硫黄)・N(窒素)が含まれ，脂質にはリン(P)が含まれる。

問3(1)　構造体オは，脊椎動物のA種(動物細胞)・被子植物のB種(植物細胞)・細菌類のC種(原核細胞)のいずれにもみられる構造体である。【　】内の構造体の中で，A種・B種・C種の全てにみられる構造体はリボソームである。

(2)　【　】内で二重膜構造を持つものは，核・ミトコンドリア・葉緑体の3つである。表1より，種ⅲは3種の中で最も観察された構造体が少ないので，C種(原核細胞)であるとわかる。よって，(1)より，構造体オはリボソームであることがわかる。

また，細胞壁は，原核細胞にもみられる構造体であるため，構造体ウが細胞壁であるとわかる。

したがって，ア・イ・エが核・ミトコンドリア・葉緑体のいずれかであるとわかる。

(3)　(2)より，種ⅰ・種ⅱはA種(動物細胞)B種(植物細胞)のいずれかである。また，構造体アは，ゾウリムシに大きさの異なるものが2つあることから核とわかるため，イがミトコンドリアとなる。エは種ⅰにのみ見られることから葉緑体であり，種ⅰはB種(植物細胞)であるとわかる。

問4(1)　ゾウリムシの収縮胞は，細胞内(単細胞生物のゾウリムシの場合は体内)の水を排出する構造である。選択肢の中で，体内の水を排出する器官は，腎臓である。

(2)　浸透圧の関係で，低濃度の食塩水中では，細胞膜を通してゾウリムシの体内に水が流入する。一方高濃度の食塩水中では，細胞膜を通してゾウリムシの体内から水が流出することになる。

上述の通り収縮胞は，体内の水を排出する働きは持つが，細胞内に水を取り込む働きは持たない。したがって，グラフの左側程収縮胞の収縮周期は短く，より多くの水を排出するようになり，グラフの右側程収縮胞の収縮周期は長く，収縮胞を通して水の排出をしなくなるはずである。

❷

〔解答〕

問1　8　④
問2　9　①
問3　(1) 10　①　(2) 11　②　(3) 12　④
問4　(1) 13　④　(2) 14　②

〔出題者が求めたポイント〕

出題分野：光合成

問1①　炭水化物の合成が行われるのは，ストロマである。よって誤り。

②　バクテリオクロロフィルは，紅色硫黄細菌や緑色硫黄細菌などの光合成細菌が持つ光合成色素である。シアノバクテリアは，バクテリオクロロフィルは持たず，クロロフィルaやカロテンなどを持つ。よって誤り。

③　窒素同化においては，還元されたアンモニウムイオンからグルタミンを合成する際にATPを消費する。よって誤り。

問2　ATPは，同化の他，生体内でモータータンパク質を動かす際にも利用される。

細胞質流動(原形質流動)は，細胞骨格であるアクチンフィラメント上を，モータータンパク質であるミオシンが移動することで起こる現象である。また，精子のべん毛運動はべん毛を構成する微小管上を，モータータンパク質であるダイニンが移動することで起こる現象である。

問3　酸素は電子伝達系を流れた電子の最終的な受け取り手となる。すなわち，この実験系において，酸素が消費された＝電子伝達系の反応が進行したという事になる。

また，電子伝達系を流れる電子は，還元型の脱水素酵素の補酵素であるNADHや，$FADH_2$から供給される。電子伝達系に電子を供給したNADHや$FADH_2$は酸化型であるNAD^+，あるいはFADとなる。これら酸化型の補酵素は，クエン酸回路において再び還元型となり，電子伝達系に電子を運ぶ。すなわち，クエン酸回路が停止してしまうと，これらの補酵素が還元されなくなることで，電子伝達系への電子の供給も停止してしまい，電子伝達系自体も停止してしまうこととなる。

(1)　問題文にあるように，コハク酸はクエン酸回路の中間代謝物である。したがって，実験1において，コハク酸を加えたことでクエン酸回路の反応が進み，還元型の補酵素が産生されたためであると考えられる。

(2)　実験2の結果とは，ADPを加えたことで酸素の消費量が増加したことだと考えられる。ADPは

ATP合成の材料となる物質である。すなわち，酸素が消費された＝電子伝達系の反応が進行したと考えると，②の選択肢が妥当である。

(3) 問題文より，10分後の懸濁液にはコハク酸が存在していたとあるので，③のコハク酸や，②のクエン酸(コハク酸同様，クエン酸回路の中間代謝物)を加えても酸素濃度の低下には至らないと考えられる。また，①のグルコースは，呼吸の過程において，ミトコンドリア外である細胞質基質で代謝されるため，グルコースを加えても酸素濃度の低下には至らないと考えられる。したがってここでは，(2)で明らかとなった，ATP合成が進むと電子伝達系も進みやすくなるという事から考えると，ADPを加えることで，ATP合成が進み，電子伝達系が進みやすくなる(酸素濃度が低下する)と考えるのが妥当である。

問4(1) タンパク質が呼吸基質として用いられる場合，加水分解を経てアミノ酸へと分解される。アミノ酸は脱アミノ反応により，アンモニアと有機酸に分解され，有機酸はピルビン酸等になり，クエン酸回路を経て水と二酸化炭素へと分解される。

(2) 呼吸基質ごとの呼吸商は，炭水化物＝1.0，脂肪≒0.7，タンパク質≒0.8である。

❸
〔解答〕
問1 │ 15 │　②
問2 │ 16 │　⑤
問3 │ 17 │　④
問4 (1)│ 18 │　①　　(2)│ 19 │　①
　　 (3)│ 20 │　④　　(4)│ 21 │　④

〔出題者が求めたポイント〕
出題分野：ショウジョウバエの発生
問1① ヒトの遺伝子は，約22,000個である。よって誤り。

③ ヒトの受精卵には2セットのゲノムが含まれる。よって誤り。

④ 同性間であってもゲノムの塩基配列は異なる。よって誤り。

問2 卵割様式は卵黄の量や分布の影響を大きく受ける。したがって，アには卵黄が入る。

発生の初期は，卵細胞に蓄えられたmRNAやタンパク質といった母性因子の影響を受ける。したがって，イには母性因子が入る。因みに形成体とは，オーガナイザーともいい，胚において周りの細胞への誘導作用をもつ胚域である。

ショウジョウバエの発生において，卵細胞の前方にはビコイドmRNA，後方にはナノスmRNAが局在しており，これによって胚の前後軸が決定する。したがって，ウにはナノスが入る。

問3① 紡錘体が完成するのは中期である。よって誤り。

② 染色体が両極に移動するのは後期である。よって

誤り。

③ 中心体が複製され両極に移動するのは前期である。よって誤り。

問4(1) ショウジョウバエの分節遺伝子は，ギャップ遺伝子群，ペアルール遺伝子群，セグメントポラリティ遺伝子群の順に働くことで，体節が作られる。

(2) 分節遺伝子は主に調節遺伝子である。調節遺伝子とは，調節タンパク質をコードしている遺伝子である。真核生物の場合調節タンパク質は，転写調節領域に結合し，転写の促進あるいは，抑制に関与する。

(3)(4) 実験1の結果より，遺伝子Aの発現領域は，遺伝子Bの発現領域かつ，遺伝子Cの非発現領域であることがわかる。

実験2(ii)の結果より，遺伝子Bは胚全体で発現しているため，遺伝子Cの発現領域のみ遺伝子Aが発現していないことがわかる。

実験2(iii)の結果より，遺伝子Cが欠損しているため，遺伝子Bの発現領域のみ遺伝子Aが発現していることがわかる。

これらの事より，遺伝子Bは遺伝子Aの発現を促進させ，遺伝子Cは遺伝子Aの発現を抑制させると考えられる。

❹
〔解答〕
問1 │ 22 │　⑥
問2 (1)│ 23 │　②　　(2)│ 24 │　①
問3 │ 25 │　①④
問4 (1)│ 26 │　②　　(2)│ 27 │　⑤　　(3)│ 28 │　③

〔出題者が求めたポイント〕
出題分野：動物の環境応答
問1 神経系を構成する主な細胞には，ニューロン(神経細胞)と，グリア細胞(神経膠細胞)の2種類がある。ニューロンには，介在ニューロン・運動ニューロン・感覚ニューロンの3種類がある。また，グリア細胞には，アストロサイト(ニューロンに栄養分を与える)・オリゴデンドロサイト(髄鞘を形成する)・シュワン細胞(髄鞘を形成する)の3種類がある。

問2(1) 静止電位は，ナトリウムポンプと，K^+リークチャネルによって作られる。ナトリウムポンプはATPを消費して，細胞内のNa^+を細胞外へ，細胞外のK^+を細胞内へと濃度勾配に逆らって輸送している。すると，細胞内は細胞外に対して高濃度のK^+が存在することとなり，K^+リークチャネルを通じて拡散によってK^+は細胞外へと流出する。これにより，細胞内は細胞外に対して負に荷電することになる。

細胞に電気的な刺激が加わると，電位依存性Na^+チャネルが開き，濃度勾配に従ってNa^+が細胞内に流入する。すると膜電位の逆転が生じる。その後やや遅れて電位依存性K^+チャネルが開き，細胞内のK^+が流出する。すると，上昇した電位が徐々に低下していく。

(2)　不応期には，問題文にあるように，チャネルの不活性によって生じる絶対不応期と，過分極による相対不応期がある。併せて覚えておきたい。

問3②　大脳の皮質は灰白質であり，脊髄の髄質は灰白質である。よって誤り。

③　大脳は反射の中枢ではない。よって誤り。

問4(1)　尿は，ろ過と再吸収の2つの過程を経て生成される。このうちろ過は，糸球体からボーマンのうへと行われる。この時，糸球体の壁を通過できないような大きな分子(血球やタンパク質)は通常ろ過されず，原尿及び尿中に含まれることはない。

(2)　濃縮率 $= \dfrac{\text{尿中の濃度}}{\text{血しょう中(原尿中)の濃度}}$ であるので，クレアチニン(濃縮率 75)が最も大きいとわかる。

(3)　原尿 180L 中に含まれる尿素(g)を計算すると，

原尿$(g) = 180 \times 10^3 (g)$

表1より，原尿中には，0.03％尿素が含まれるので，

尿素$(g) = 180 \times 10^3 \times 3 \times 10^{-4}(g) = 54(g)$

つづいて，尿 1.5L 中に含まれる尿素(g)を同様に計算すると，

尿素$(g) = 1.5 \times 10^3 \times 2 \times 10^{-2}(g) = 30(g)$

再吸収された尿素(g)

$=$ 原尿中の尿素(g) $-$ 尿中の尿素(g)

$= 54 - 30 = 24(g)$

となる。

5

〔解答〕

問1 29 ①

問2 30 ③

問3 31 ①

問4 32 ①

問5 (1) 33 ④　(2) 34 ②

〔出題者が求めたポイント〕

出題分野：生態系

問1　遷移の初期に侵入するのは，コケ植物や地衣類である。コケ植物は，クロロフィルa，クロロフィルbを持つ。

問2③　湿性遷移とは，湖沼等の場所から陸上の植生が形成される遷移である。よって誤り。

問3　問題文にある，「日本の関東から九州にかけての平野部に成立する森林」とは照葉樹林のことである。また，「遷移が十分に進んだ状態の優占種」とは陰樹である。

②・④は針葉樹である。③は夏緑樹林の樹種である。⑤亜熱帯多雨林の樹種である。⑥カエデは陽樹である。したがって①が妥当である。

問4　リード文に，「平均気温が十分」「降水量が少ない」とあるので，ツンドラ(気温が極端に低い地域に成立する)は不適切である。また，マングローブは森林の名称であるので，これも不適切である。

問5(1)　問5のリード文に，「海抜が100m上昇すると0.6℃気温が低下」とあるので，

3℃上昇する $= 3 \div 0.6 \times 100 = 500$m 上昇する

と考えられる。

(2)　図1より，北緯30度と北緯35度で比較すると，バイオームの境界は，900m 程下がっていることが読み取れる。したがって，②の選択肢が妥当である。

生　物

解答　　　4年度

❶

〔解答〕

問1(ア)①②　(イ)②①　　問2③③　　問3④③
問4⑤④　　問5(1)⑥③　(2)⑦③

〔出題者が求めたポイント〕

細胞の構造

〔解答のプロセス〕

問1　粗面小胞体のリボソームで翻訳されたタンパク質は，小胞体膜で包まれて，ゴルジ体へ運ばれる。成長した植物細胞は液胞が発達し，体積も大きくなる。

問2　①原核細胞にもリボソームは存在する。②核膜によって染色体が包まれるのは真核細胞である。④原核細胞も遺伝物質は DNA である。

問3　ミトコンドリアは好気性細菌が，葉緑体はシアノバクテリアが起源と考えられている。ミトコンドリアの成立が先行したため，動物細胞にも植物細胞にもミトコンドリアが存在していると考える。

問4　①アクアポリンは水の受動輸送に関わるチャネルである。②ナトリウムポンプは，ナトリウムイオンを細胞外へ，カリウムイオンを細胞内へ能動輸送する。③カドヘリンは，カルシウムイオン存在下ではたらく。

問5(2)　浸透圧と体積の積は一定になることから，
　　　$20 \times 80 = X \times 100$ より，$X = 16$（％）となる。

❷

〔解答〕

問1⑧②　　問2(1)⑨①　(2)⑩③
問3(ア)⑪②　(イ)⑫⑥　　問4⑬③　　問5⑭①

〔出題者が求めたポイント〕

窒素同化

〔解答のプロセス〕

問1　アミノ酸のアミノ基（アミノ酸の種類によっては側鎖にも），ATP の塩基部分に窒素が含まれる。

問2(2)　根粒菌は，マメ科やハンノキ科の植物と共生する窒素固定細菌の総称である。アゾトバクターは好気性，クロストリジウムは嫌気性の土壌中に単独生活する窒素固定細菌である。

問3，4　植物の根から吸収された硝酸イオンは，アンモニウムイオンに還元される。アンモニウムイオンは葉緑体のストロマにおいて，グルタミン酸とともにグルタミンの合成に利用される。グルタミンのアミノ基は α-ケトグルタル酸に受け渡されて2分子のグルタミン酸が合成される。その後，グルタミン酸のアミノ基が各種有機酸に受け渡されて様々なアミノ酸が合成される。

問5　①～④のアミノ酸の分子量はそれぞれ，①アラニン（$C_3H_7NO_2$）89，②グリシン（$C_2H_5NO_2$）75，③セリ

ン（$C_3H_7NO_3$）105，④バリン（$C_5H_{11}NO_2$）117である。いずれのアミノ酸も1分子中のNは1原子である。2.8mg の窒素を用いて 17.8mg のアミノ酸がつくられている。分子量中のNの原子量の割合からつくられたアミノ酸を推定する。$17.8 : 2.8 = X : 14$ から，$X = 89$ となる。そこで，つくられたアミノ酸はアラニンと考えることができる。

❸

〔解答〕

問1(ア)⑮④　(イ)⑯⑦　　問2(1)⑰①　(2)⑱②
問3⑲②　　問4⑳①　　問5㉑①

〔出題者が求めたポイント〕

遺伝子の発現

〔解答のプロセス〕

問1　転写を促進する調節タンパク質をアクチベーター，転写を抑制する調節タンパク質をリプレッサーと呼ぶ。

問2(1)　ヒトのゲノムは約30億塩基対，大腸菌のゲノムは約500万塩基対である。ゲノム中の遺伝子としてはたらかない部分の割合は，原核生物に比べて真核生物のほうが多い。

(2)　500万塩基対が転写・翻訳され，3500種類のタンパク質がつくられることから，1つのタンパク質あたり約1421塩基対が利用されることとなる（$(5.0 \times 10^6) \div (3500) \fallingdotseq 1429$）。3つの塩基で1つのアミノ酸を指定するので，1つのタンパク質は約476個のアミノ酸からできていると考えられる。（$1421 \div 3 \fallingdotseq 476$）

問3　パフの部分は，だ腺染色体がほどけて転写が行われている。

問4　クロマチンが緩むことで DNA に RNA ポリメラーゼが結合することができる。

問5　3か所のエキソン部分が必ず1つ以上残される組み合わせを考える。

❹

〔解答〕

問1㉒①　　問2(1)㉓④　(2)㉔③　　問3㉕②
問4(1)㉖②　(2)㉗①　　問5㉘③

〔出題者が求めたポイント〕

血液

〔解答のプロセス〕

問1　体液は，血液，組織液，リンパ液からなる。

問2　ヘモグロビンは色素タンパク質で，色素部分に鉄を含む。

問3　①動脈を覆う筋肉は平滑筋である。③毛細血管は内皮細胞からなる。④内皮細胞は動脈や静脈にもみら

れる。

問4⑴　血液 1mm³ 中の血球数は，赤血球が約 450 ～ 550 万個，血小板が約 25 万個，白血球が約 5000 ～ 9000 個である。

⑵　血球それぞれの直径は，白血球が約 6 ～ 15μm，赤血球が約 6 ～ 9μm，血小板が約 2 ～ 4μm である。

5

〔解答〕

問1 ㋐29④　㋑30⑤　　問2⑴31②　⑵32①
問3 33①　　問4 34②　　問5 35③

〔出題者が求めたポイント〕

生態系

〔解答のプロセス〕

問2⑴　①片利共生，③相利共生，④寄生について述べている。⑵図Ⅰでは，A⇒B⇒Cと食物連鎖の関係にあるので，AがCに利益を与えている。図Ⅱでは，AがBを捕食することで，Cの競争相手であるBが減ることから，AがCに利益を与えている。図Ⅲでは，AがBと競争することで，BがCを捕食する機会が減ることから，AがCに利益を与えている。

問3　②くちばしの大きさが変化して2種間で利用する食物資源が変われば，くいわけである。③採餌時間をずらすことで，くいわけではない。④順位制の例である。

問4　被食者の増減に遅れて捕食者が増減する。一般的に，捕食者に比べて被食者の個体数が多くなる。

問5　攪乱の規模が中程度の場所で多くの種が共存できるという説を中規模攪乱説と呼ぶ。

総合問題

解答　　　4年度

❶

〔解答〕

問1　ア　②

問2　イ　②　　ウ　①　　エ　⑤

問3　オカキ　123　　問4　クケ．コ　19.6

問5　サシ．ス　63.8

〔出題者が求めたポイント〕

放射壊変

化学・物理・数学の入り混じった問題になっている。

〔解答のプロセス〕

問1①　同位体で異なるのは中性子の数。誤り。

　②　放射線を出して変化（壊変）する同位体を，特に放射性同位体（ラジオアイソトープ）という。水素では^3H が放射性同位体で ^1H と ^2H は安定。正しい。

　③　原子番号は陽子の数なので，中性子が増えても原子番号は変化しない。変化するのは質量数である。誤り。

　④　自然界（地球上では）^1H が最も多く，ついで ^2H，^3H の順に多い。^2H，^3H は太陽風や隕石などの宇宙由来の物質に混じって入ってくるものや，地球が作られたときに混入したものがマントルから放出されたり，宇宙線が当たった原子などからも自然生成している。誤り。

問2　トリチウム ^3H は 1 つの陽子と 2 つの中性子をもつが，それが壊変して生成する ^3He は 2 つの陽子と 1 つの中性子をもつ。これは，^3H 中性子の 1 つが陽子に変化したことによる。この変化を β 壊変といい，中性子が陽子に変化する際に放出される電子線を β 線という。

問3　$t \geq \dfrac{3 \times 12.3}{\log_{10} 2} = 122.5\cdots$　∴　123 年

問4　$\left(\dfrac{1}{2}\right)^{\frac{t}{12.3}} \leq \dfrac{1}{3}$　⇔　$t \geq \dfrac{\log_{10} 3}{\log_{10} 2} \times 12.3 = 19.55\cdots$

問5　トリチウムの量が $\dfrac{1}{2^m 3^n}$ となるのは

$$\left(\dfrac{1}{2}\right)^{\frac{t}{12.3}} \leq \dfrac{1}{2^m 3^n}$$

⇔　$t \geq \dfrac{12.3}{\log_{10} 2}(m \log_{10} 2 + n \log_{10} 3)$

$= 12.3m + 19.6n$

となるから，$36 = 2^2 \cdot 3^2$ より

$12.3 \times 2 + 19.6 \times 2 = 63.8$

❷

〔解答〕

問6　セ　⑥　　　問7　ソ　⑤

問8　タ　⑥　　　問9　チ　⑤

問10　ツ　②

〔出題者が求めたポイント〕

出題分野：窒素の循環

問6①　(a)は窒素固定細菌のはたらきや空中放電などによるものを表す。

　②　(b)は脱窒素細菌のはたらきによる。

　③　(c)は根粒菌のはたらきによるものである。

　④　(d)は植物の吸収するはたらきを表している。

　⑤　(e)は分解者のはたらきで生じた無機窒素化合物を植物が吸収するはたらきを表している。

問7　各選択肢中の窒素原子の酸化数は次のようになる。

　①0　②−3　③−3　④−3　⑤−5

問8　化学反応式より，窒素 1.0mol と水素 3.0mol が反応してアンモニア 2.0mol が生じることになる。1.0mol のアンモニアの生成には窒素 0.5mol と水素 1.5mol を要するので，反応後に残る窒素は 2.5mol となる。

問9　NO_2 を構成する窒素原子と酸素原子のそれぞれの相対質量を (N, O, O) と表すことにして，可能な組み合わせをすべて書き出すと次のようになる。

$(N, O, O) =$ (14, 16, 16)，(14, 16, 17)，
　　　　　　　(14, 16, 18)，(14, 17, 17)，
　　　　　　　(14, 17, 18)，(14, 18, 18)，
　　　　　　　(15, 16, 16)，(15, 16, 17)，
　　　　　　　(15, 16, 18)，(15, 17, 17)，
　　　　　　　(15, 17, 18)，(15, 18, 18)

これらの分子量を計算すると，NO_2 の取りうる値は 46，47，48，49，50，51 となる。

問10　各選択肢の意味は次の通りである。

　①　どちらの都市でも，毎年冬は最も大気中の窒素酸化物濃度が低下する季節である。

　②　B 市では，2018 年一年間の大気中の窒素酸化物濃度は，2008 年よりも低い。

　③　どちらの都市でも，一年間の大気中の窒素酸化物濃度は，2008 年からずっと低下していない。

　④　どちらの都市でも，一年間の大気中の窒素酸化物濃度は，毎年 1 月が最も低い。

　⑤　両方の都市のデータをあわせてみると，最も高い大気中の窒素酸化物濃度は，2008 年 12 月に都市 A で観察されている。

3

〔解答〕

問11　テ　①
問12　ト　④
問13　ナ　②　ニ　⓪　ヌ　①　ネ　⑥
問14　ノ　③

〔出題者が求めたポイント〕

問11　設問訳「子どもの数はどのように変化したか？
　　適切な選択肢を選びなさい」　テ

選択肢訳

①　子供の数は 10 年前から減少している。
②　2010 年の子ども数は、2020 年の子ども数の 2 倍
　　である。
③　過去 5 年間で子どもの数は 75％まで減少してい
　　る。
④　子どもの数は 2014 年に最も多かった。

問12　設問訳「次の文の空欄を埋めなさい」
　　　この　ト　年間、猫の数は犬の数より多い。

問13　設問訳「次の文の空欄を埋めなさい」
　　　　犬と猫の数の差は、　ナニヌネ　年が最も小さ
　　かった。

問14　設問訳「上記の説明と数値を踏まえて、適切な選
　　択肢を選びなさい」　ノ

選択肢訳

①　日本の 15 歳以下の子どもの数は、全人口の 2 割
　　弱を占めている。
②　アメリカで飼われている猫の数は、この 10 年間
　　ほとんど変化していない。
③　日本で飼われている犬の数は、2012 年以降減少
　　傾向にある。
④　日本で飼われている犬の大部分は純血種だが、猫
　　は混血種が多い。

〔全訳〕

　犬と猫は、日本では家族の一員として飼われる人気の
ペットであり、ペット産業の伸張が報告されている。他
方、少子化の問題は年々深刻になっている。2003 年には、
犬・猫の頭数が子供の数を上回った。

　グラフは、2010 年から 2020 年の日本における犬の飼
育頭数、猫の飼育頭数、15 歳未満の子どもの数の推移
を示している。黒く塗りつぶした棒と斜めの縞模様の棒
は、それぞれ犬と猫のデータである。丸印のついた折れ
線グラフは、子どものデータである。

　表は、各年度の犬、猫、子どもの実数を示している。

4

〔解答〕

問15　ハ　②
問16　ヒ　②
問17　フ　③
問18　ヘ　①
問19　ホ　④

〔出題者が求めたポイント〕

出題分野：体温調節

問15②　28℃から 35℃までの間で二酸化炭素排出量の
　　変化が見られないので誤りである。

問16①　体温上昇により、血管は拡張するので誤りで
　　ある。
　③　骨格筋の収縮により震えが生じるのは、体温低下
　　時のため誤りである。
　④　体温上昇時には心拍数は副交感神経系を介して心
　　拍数は減少するので誤りである。

問17　チロキシンは、体温低下時や血糖量低下時に脳
　　下垂体前葉から放出される甲状腺刺激ホルモンの作用
　　によって甲状腺から分泌され、代謝を促進するホルモ
　　ンである。よって、③が正しい。

問18　リード文と図から、感染により視床下部にある
　　体温調節部位の体温設定温度が 38.5℃付近に上昇し、
　　その体温に至るまでの間に悪寒を感じていることが読
　　み取れる。よって、①が正しい。

問19　発熱時には体温低下時と同様の反応が起こる。
　　すなわち、交感神経の作用で心拍数の増加、立毛筋の
　　収縮、体表の血管の収縮が起こり、ホルモンでは、ア
　　ドレナリン、チロキシン、糖質コルチコイドなどの分
　　泌が促され、血糖量が上昇して筋肉や肝臓での代謝が
　　促進される。よって、④が誤りである。

5

〔解答〕

問20　[マミ].[ム]　21.0　[メモ].[ヤ]　22.0
　　　[ユヨ].[ラ]　23.0
　　　[リル].[レ]　19.0　[ロワ].[ン]　20.0
　　　[あい].[う]　21.0
問21　[えお].[か]　22.0　[きく].[け]　20.0
　　　[こ].[さ]　3.6　[し].[す]　1.9
　　　[せ].[そ]　1.9
問22　[たちつ]　120
問23　$\dfrac{[て]}{[とな]}$　$\dfrac{1}{60}$　$\dfrac{[にぬ]}{[ねの]}$　$\dfrac{23}{40}$

〔出題者が求めたポイント〕

データの分析, 場合の数, 確率

〔解答のプロセス〕

問20　対照群を小さい順に並べ直すと

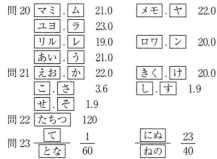

　18.0, 20.0, 21.0, 22.0, 22.0, 22.0, 23.0, 23.0, 24.0, 25.0
　　　　　　↑　　　　　　　↑　　　　　　　↑
　　　　$Q_1 = 21.0$　　$Q_2 = 22.0$　　$Q_3 = 23.0$

薬剤投与群についても同様に

　16.0, 18.0, 19.0, 20.0, 20.0, 20.0, 21.0, 21.0, 22.0, 23.0
　　　　　　↑　　　　　　　↑　　　　　　　↑
　　　　$Q_1 = 19.0$　　$Q_2 = 20.0$　　$Q_3 = 21.0$

問21　第2四分位数(中央値)との差を計算に用いると求めやすい。
　分散はどちらも3.6なので
$$\sqrt{3.6} = \sqrt{0.36 \times 10} = 0.6 \times \sqrt{10} = 1.896$$

問22　$_{10}C_3 = 120$

問23　薬剤投与群で平均が22.0g以上となるには, 少なくとも1体は22.0gを超えた個体を選ばなければならないことに注目すると, 選ぶ3個体は　3−4−5, 4−5−8　の2通りのみ。
$$\therefore \quad \frac{2}{120} = \frac{1}{60}$$

対照群の3個体の平均が22.0g未満になるためには, 22.0gを超えない個体のいずれかを必ず含む。それは1, 6, 9の3体なので,

　　1−6−9　　　　　…1通り
　　1と6を含む(9を含まない)　…7通り
　　6と9を含む(1を含まない)　…7通り
　　1と9を含む(6を含まない)　…6通り
　　1を含む(6と9を含まない)　…3通り
　　6を含む(1と9を含まない)　…18通り
　　9を含む(1と6を含まない)　…9通り
の合計で51通り。
$$\therefore \quad 1 - \frac{51}{120} = \frac{23}{40}$$

6

〔解答〕

問24　[は]　②　　問25　[ひ]　④
問26　[ふ]　⑥　　問27　[へ]　②
問28　[ほ]　④　　問29　[ま]　⑤

〔出題者が求めたポイント〕

発酵, 中和滴定

〔解答のプロセス〕

問24①　ATPを合成するのはミトコンドリア。誤り。
　②　酵素にはATPを利用するものもあるが, アミラーゼの場合は不要。これはだ液が生体外(口から外へ出したとき)でも働けることからもわかる。正しい。
　③　水素結合によりらせんを描くのはDNA。誤り。
　④　ATPに含まれる糖はリボースで, DNAはデオキシリボースである。誤り。
　⑤　ATPはリン酸分子が3つ結合しているが, 高エネルギーリン酸結合はリン酸分子同士の結合なので2本。誤り。
問25　アルコール発酵の化学反応式は
$$C_6H_{12}O_6 \longrightarrow 2C_2H_5OH + 2CO_2$$
　よって, 1分子のグルコースからは2分子のエタノールが得られる。
問27　ホールピペットは共洗いをして用いるが, メスフラスコはしない。どちらも加熱乾燥できないことにも注意。
問28　求める酢酸濃度をc(mol/L)として
$$c \times \frac{10}{1000} \times 1 = 0.10 \times \frac{8}{1000}$$
$$c = 0.08 \text{(mol/L)}$$
問29　「滴定用試料」のpHを聞かれていることに注意。
$$[H^+] = 0.08 \times 0.020 = 1.6 \times 10^{-3} \text{(mol/L)}$$
$$\therefore \quad pH = -\log_{10}(1.6 \times 10^{-3})$$
$$= 4 - 4\log_{10}2 = 2.8$$

7

〔解答〕

問 30　み　③
問 31　む　④
問 32　め　②
問 33　も　③

〔出題者が求めたポイント〕

出題分野：体細胞分裂

　細胞周期の各期を一巡する間に，細胞当たりの DNA 量（相対値）は，G1 期に 2 であったものが，S 期に 2 から 4 へ増加し，G2 期と分裂期には 4 であったものが，分裂期の終了とともに再び 2 へ戻る経過をたどる。したがって，図 8 の「細胞当たりの DNA 量」が 2 に該当するのは G1 期，4 に該当するのは G2 期と M 期，それ以外が S 期の細胞となる。以上の内容から各設問の選択肢を検討する。

問 30　S 期には DNA 量が 2 から 4 へと漸進的に増加する。よって，③が誤りとなる。

問 33　「各期の細胞数の割合とその期に要する時間が比例する」という前提条件から，観察している細胞群は，同調分裂をしておらず，細胞周期はそろっているものと捉えられる。したがって，「細胞数が 2 倍になる時間は 25 時間」という内容から，細胞周期は 25 時間とわかる。よって，分裂期に要する時間は，

$$25（時間）\times \frac{1000}{5000}=5（時間）となる。$$

8

〔解答〕

問 34　や　④
問 35　ゆ　②
問 36　よ　③
問 37　ら　⑦　り　⑨

〔出題者が求めたポイント〕

問 34　設問訳「図 A、図 B にしたがって、適切な選択肢を選びなさい」　や

選択肢訳

①　本調査の男性参加者の総数は約 30000 人である。
②　女性の場合、最も多い睡眠時間は 8 時間である。
③　男性の場合、3 番目に少ない睡眠時間は 5 時間である。
④　睡眠時間が 6 時間未満の女性は、約 3400 人である。（正確な数字は、2908 + 487 = 3395）

問 35　設問訳「女性の睡眠時間の箱ひげ図（box plot）を選びなさい」　ゆ

　（箱ひげ図は、上端が最大値、下端が最小値、中の線が中央値、箱の上部が 75%、箱の下部が 25% を示している。女性の睡眠時間においては 7 時間が中央値のため、②図が正解。）

問 36　設問訳「図 C をもとに、適切な選択肢を選びなさい」　よ

①　睡眠時間に関係なく、男性の死亡率は女性の死亡率より低い。
②　睡眠時間が 10 時間以上の人の死亡率は、男性の方が女性より 2 倍高い。
③　ショートスリーパーとロングスリーパーの両方ともに死亡リスクが高い可能性がある。
④　男性では、死亡率と睡眠時間の間に正の相関が観察される。

問 37　設問訳「睡眠時間が 4 時間以下の女性の推定死亡者数は　らり　人である」

　（487 人× 16.2% = 78.894 人。この小数点以下を四捨五入した 79 人が正解となる。）

〔全訳〕

　睡眠時間が日々の心身のコンディションに影響を与えることは、多くの人が認めるところだろう。日本の成人男女を対象とした自己申告制のアンケート調査により、平日の平均睡眠時間が収集された。さらに、約 10 年間の追跡調査から死亡に関するデータを加えて、睡眠時間と死亡率との関連性が調査された。

　図 A、B はそれぞれ日本人男性、女性の睡眠時間の棒グラフである。各棒の上の数字は、実際の参加者数を示している。図 C は、各睡眠時間における死亡率を示したものである。黒い棒と灰色の棒は、それぞれ男性、女性のデータを表している。各棒の上の数字は、死亡率をパーセントで示している。

英　語

解答

4年度

第Ⅱ期

1

〔解答〕

(1) ③　　(2) ①　　(3) ③　　(4) ①　　(5) ③

(6) ①　　(7) ③　　(8) ④　　(9) ③　　(10) ②

〔出題者が求めたポイント〕

(1) measure「測る」。replace「取り替える」。support「支える」。integrate「統合する」。

(2) 正解の英文 the air you breathe

(3) 「心臓の鼓動が速くなり、肺の働きも活発になる」⇒「さらに多くのエネルギーが必要になる」という因果関係があるので、because が正解。

(4) distributed「分散した」。directed「方向を持った」。dissolved「溶解した」。displayed「表示された」。

(5) put on「（体重が）増える」。promote「昇進する」。accelerate「加速する」。gain「（体重が）増える」。impose「課する」。

(6) have to do with「～と関係している」。

(7) start の目的語には、動名詞か to 不定詞がくる。もしも選択肢に to use があればそれも可。

(8) 第 5 段落最終文に一致。

(9) 「血管の老化」は本文中に言及がない。

(10) 選択肢訳

① 健康を維持する最善策は、できるだけ多くのビタミンを摂取することだ。

② 体重を減らすには、食べる量を減らして、適度な運動をすることが必要だ。

③ 体を動かすための余分なエネルギーは、肺でろ過される。

④ 食べた栄養素の量を正確に記録する必要がある。

〔全訳〕

　人が食べる必要があるのは、食べ物がエネルギーになるからだ。このエネルギーは通常、カロリーで測定される。専門的に言えば、1 カロリーとは水 1 グラムの温度を 1 度上げるのに必要な熱量である。あなたの体が必要とするエネルギーの一部は、最低限の基本的な生命システムを支えるためのものだ。しかし、どんな活動であれ、体を動かすたびに――単にこのページを読むために目を動かすだけでも――エネルギーが必要になる。

　休息しているときやテレビを見ているとき、また、寝ているときも体は働いている。これは、呼吸した空気から酸素をろ過するために肺がエネルギーを必要とするからだ。さらには、心臓は酸素を豊富に含んだ血液を体の細胞や臓器に送り出すためにエネルギーを必要とする。あなたの体は、常に体の一部を修復したり、交換したり、清掃したりしている。寝ているときも体温をコントロールする必要がある。起きているときは、心臓の鼓動がより速くなり、肺の働きも活発になるので、さらに多くのエネルギーが必要になる。

　人が必要とするエネルギーは 2 つのもの――食べる食物と体内に脂肪として蓄積されたエネルギー――から得られる。脂肪は全身に分布しているが、余分な脂肪は主に腰回りなど特定の場所に蓄積される。私たちはみな、体格と活動量に応じて食べる量が異なる。一般的に、成人男性は 1 日に約 2,500 キロカロリーの食べ物を食べる。健康的でいるためには、その中に、83g の脂質、60g のたんぱく質、25g の食物繊維、そしてさまざまなミネラルやビタミンが含まれている必要がある。

　体重を増やしたいとき、その解決策は容易なものだ。より多く食べて、より多くカロリーを摂取することだ。体重を減らしたいときは、通常食べる量を減らして、カロリーの摂取を減らす必要があるが、運動も必要だ。運動が重要な理由は、体の機能と関係している。実は、あなたの体は体重が減るのを好まない。だから、食事を減らしても、自動的に脂肪が使われはじめるわけではない。普通は代わりに水分が失われ、さらに筋肉も失われる。

　運動する際、多くの様々な活動から選択できるし、それはあまり激しい運動である必要はないが、毎日 20 分から 30 分程度、規則正しく行う必要がある。心臓の健康を保つには、週に 3 回程度の活発な運動もおすすめだ。

2

〔解答〕

(11) ④　　(12) ②　　(13) ④　　(14) ③　　(15) ②

(16) ④

〔出題者が求めたポイント〕

(11) application「適用、申請」。information「情報」。nomination「指名」。inspection「点検」。

(12) no matter how ～「たとえどれほど～でも」。

(13) it is about time S V「そろそろ～する時間だ」の V には過去形（仮定法過去）がくる。be 動詞は were になることが多い。

(14) be willing to V「喜んで～する」。

(15) used to V「以前は～だった」。

(16) refer to「～に言及する、～を参照する」。apply for「～に申し込む」。insist on「～を主張する」。agree with「～に同意する」。

〔問題文訳〕

(11) A：このエレベーターは定期点検のため、現在使用できません。

　　B：では、また後ほどお伺いします。私は階段を使うのは好きではないので。

(12) A：このところ忙しくて、朝食を食べないことが多いのです。

　　B：どんなに忙しくても、健康のためには朝食を摂らないといけないよ。

⒀　A：さて、そろそろお別れの時間です。
　　B：家に帰ったら、必ずメールを送ってね。いい？
⒁　A：今日は、数学の宿題がたくさんあります。
　　B：心配しないで。手伝ってあげるよ。
⒂　A：私の母は以前ほど園芸に興味がないようなの。
　　B：それはとても残念ね。
⒃　A：私は、エネルギーとして使う化石燃料の量を減らすことが必要だと思います。
　　B：私もそれは重要なポイントだと思います。あなたに同意しますね。

❸
〔解答〕
⒄　②　　⒅　④　　⒆　②　　⒇　③　　㉑　①
〔出題者が求めたポイント〕
⒄　though「～だが」。because「～なので」。so that「～するように」。if「もし～ならば」。
⒅　reduce「減らす」。infect「感染させる」。decay「腐敗する」。pollute「汚染する」。
⒆　offering「提供している」。causing「引き起こしている」。removing「取り除いている」。damaging「損なっている」。
⒇　executive「重役」。active「活発な」。alternative「取って代わる」。positive「積極的な」。
㉑　flow「流出」。connection「連結」。limit「限界」。slope「傾斜」。
〔全訳〕
　産業社会は、家庭を営み、自動車を走らせ、工場を操業するのに膨大なエネルギーを必要とする。このエネルギーの80％以上は、石炭、石油、天然ガスを燃やすことによって得られる。これらは、何百万年も前に地球上に生息していた植物や小さな海の生き物からできたものなので、化石燃料と呼ばれている。化石燃料には、ガソリンやディーゼルエンジン、ジェット機用燃料など、石油からつくられる燃料も含まれる。
　たいていの大規模発電所は化石燃料を燃焼させている。その熱が、水を沸騰させ、蒸気をつくるのに使われる。その蒸気の力が、発電機を駆動するタービンを回転させる。化石燃料の燃焼に関しては、主に２つの問題がある。第一は、化石燃料から排出されるガスが大気を汚染することである。二酸化炭素は太陽の熱を取り込み、地球温暖化を引き起こしている可能性があるのだ。第二は、化石燃料は代替がきかないことだ。いずれは枯渇してしまうので、新しいエネルギー源を見つけなければない。
　化石燃料の使用を減らすには、取って代わるエネルギー源が必要だ。将来性のあるものがある。水力発電は、ダムの背後にある湖からの水の流出を利用して発電するシステムだ。太陽光パネルは、太陽の放射エネルギーを使って水を温め、一方、太陽電池はそれを用いて発電する。風力発電は、巨大なタービン、つまり風車によって発電機を稼働させる。

数　学

解答　4年度

1

〔解答〕

(1)

ア	イ	ウ
1	0	1

(2)

エ	オ	カ	キ	ク	ケ	コ	サ
6	5	6	3	2	3	2	3

(3)

シ	ス	セ
1	5	4

(4)

ソ	タ	チ
2	2	2

〔出題者が求めたポイント〕

(1) 式の計算

商を $(3x-m)$ とする。

$3x^3+x^2-ax-3=(x^2-x-b)(3x-m)-3x+1$

として，左辺と右辺の x^n の係数が同じになるような a, b, m を求める。

(2) 三角関数，2次関数

$\cos 2x=1-2\sin^2 x$

$f(x)$ を $\sin x$ について平方完成する。

$f(x)=-a(\sin x-p)^2+q$ となるとき，

$\sin x=p$ のとき最大値 q。最小値は，$\sin x=1$ のときと $\sin x=-1$ のときの $f(x)$ の値の小さい方である。

(3) 指数関数，2次関数

$2^{2x}+2^{-2x}=(2^x+2^{-x})^2-2$

$2^x+2^{-x}=t$ として，$f(x)$ を t の2次式で表わし t について平方完成させて最小値を求める。

$a>0$, $b>0$ のとき，$a+b\geqq 2\sqrt{ab}$

(4) 平面図形

円と直線の交点を求める。

円を $x^2+y^2+ax+by+c=0$ として，通る3点を代入して，a, b, c を求める。

〔解答のプロセス〕

(1) 商を $3x-m$ とする。

$3x^3+x^2-ax-3=(3x-m)(x^2-x-b)-3x+1$

$\qquad =3x^3+(-3-m)x^2-(3b-m+3)x+bm+1$

$-3-m=1$, $3b-m+3=a$, $bm+1=-3$

従って，$m=-4$, $b=1$, $a=10$

(2) $\cos 2x=1-2\sin^2 x$

$f(x)=2\sin x+1-2\sin^2 x$

$\qquad =-2\left(\sin x-\dfrac{1}{2}\right)^2+\dfrac{3}{2}$

$\sin x=\dfrac{1}{2}$ のとき，$x=\dfrac{\pi}{6}$, $\dfrac{5}{6}\pi$ で，

このとき，$f(x)$ は最大値で，$\dfrac{3}{2}$

$\sin x=1$ のとき，$f(x)=1$

$\sin x=-1$ のとき，$f(x)=-3$（最小）

$x=\dfrac{3}{2}\pi$ のとき最小値で，-3

(3) $2^x+2^{-x}=t$ とおく。

$2^{2x}+2^{-2x}=(2^x+2^{-x})^2-2\cdot 2^x\cdot 2^{-x}=t^2-2$

$t=2^x+2^{-x}\geqq 2\sqrt{2^x\cdot 2^{-x}}=2$　より　$t\geqq 2$

$f(x)=t^2-2-5t+7=t^2-5t+5$

$\qquad =\left(t-\dfrac{5}{2}\right)^2-\dfrac{5}{4}$

$t=\dfrac{5}{2}(\geqq 2)$ のとき，$2^x+2^{-x}=\dfrac{5}{2}$

$2\cdot(2^x)^2-5(2^x)+2=0$

$(2\cdot 2^x-1)(2^x-2)=0$

$2^x=\dfrac{1}{2}$ より $x=-1$, $2^x=2$ より $x=1$

従って，$x=\pm 1$ のとき最小値 $-\dfrac{5}{4}$

(4) $x^2+y^2=4$ と $y=-x+1$ の交点

$x^2+(-x+1)^2=4$　より　$2x^2-2x-3=0$

$x=\dfrac{1\pm\sqrt{7}}{2}$　より　$y=\dfrac{1\mp\sqrt{7}}{2}$　（複号同順）

円の方程式を $x^2+y^2+ax+by+c=0$　とする。

$\left(\dfrac{1+\sqrt{7}}{2}\right)^2+\left(\dfrac{1-\sqrt{7}}{2}\right)^2$

$\qquad\qquad +a\left(\dfrac{1+\sqrt{7}}{2}\right)+b\left(\dfrac{1-\sqrt{7}}{2}\right)+c=0$

$\dfrac{1+\sqrt{7}}{2}a+\dfrac{1-\sqrt{7}}{2}b+c+4=0$　……①

$\left(\dfrac{1-\sqrt{7}}{2}\right)^2+\left(\dfrac{1+\sqrt{7}}{2}\right)^2$

$\qquad\qquad +a\left(\dfrac{1-\sqrt{7}}{2}\right)+b\left(\dfrac{1+\sqrt{7}}{2}\right)+c=0$

$\dfrac{1-\sqrt{7}}{2}a+\dfrac{1+\sqrt{7}}{2}b+c+4=0$　……②

$(3, 1)$ を通るので，$9+1+3a+b+c=0$　……③

①－②より　$\sqrt{7}(a-b)=0$　よって，$a=b$

①より　$a+c+4=0$, ③より　$4a+c+10=0$

従って，$a=-2$, $b=-2$, $c=-2$

2

〔解答〕

(1)

ツ	テ
2	8

(2)

ト	ナ	ニ	ヌ	ネ
8	7	2	3	4

〔出題者が求めたポイント〕

対数関数，2次関数

(1) $\log_a b=\dfrac{\log_c b}{\log_c a}$ を使ってすべて $\log_2\bigcirc$ の形にする。

$\log_2 x=t$ として2次方程式にして t を求めて x の値を求める。

(2) $\log_2 x$ について平方完成して，増減表をつくる。

〔解答のプロセス〕

(1) $\log_2 x=t$ とする。

$\log_x 2=\dfrac{\log_2 2}{\log_2 x}=\dfrac{1}{\log_2 x}=\dfrac{1}{t}$

$\dfrac{1}{t}+t=\dfrac{10}{3}$　より　$3t^2-10t+3=0$

$(3t-1)(t-3)$　より　$t=\dfrac{1}{3},\ 3$

$\log_2 x=\dfrac{1}{3}$　より　$x=\sqrt[3]{2}$

$\log_2 x=3$　より　$x=2^3=8$

(2)　$y=\left(\log_2 x-\dfrac{1}{2}\right)^2-\dfrac{1}{4}+1=\left(\log_2 x-\dfrac{1}{2}\right)^2+\dfrac{3}{4}$

$\log_2 x=\dfrac{1}{3}$ のとき，

$y=\left(\dfrac{1}{3}-\dfrac{1}{2}\right)^2+\dfrac{3}{4}=\dfrac{1}{36}+\dfrac{3}{4}=\dfrac{7}{9}$

$\log_2 x=3$ のとき，$y=\left(3-\dfrac{1}{2}\right)^2+\dfrac{3}{4}=\dfrac{25}{4}+\dfrac{3}{4}=7$

$\log_2 x$	$\dfrac{1}{3}$		$\dfrac{1}{2}$		3
y	$\dfrac{7}{9}$	↘	$\dfrac{3}{4}$	↗	7

$\log_2 x=\dfrac{1}{2}$ のとき，$x=2^{\frac{1}{2}}=\sqrt{2}$

$\log_2 x=3$ のとき，$x=8$

$x=8$ で最大値 7，$x=\sqrt{2}$ で最小値 $\dfrac{3}{4}$

❸
〔解答〕

(1)
ノ	ハ	ヒ
1	1	0

(2)
フ
0

(3)
ヘ	ホ
3	5

〔出題者が求めたポイント〕

集合

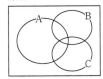

(1)　$P(A\cap B\cap \overline{C})=P(A\cap B)-P(A\cap B\cap C)$

(2)　$P(C\cap \overline{A\cup B})=P(C)-P(C\cap (A\cup B))$
　　　$=P(C)-\{P(A\cap C)+P(B\cap C)-P(A\cap B\cap C)\}$

(3)　$P(A\cap (B\cup C))$
　　　　　$=P(A\cap B)+P(A\cap C)-P(A\cap B\cap C)$
　　$P(B\cup C)=P(B)+P(C)-P(B\cap C)$
　　$P(\overline{A}\cap (B\cup C))=P(B\cup C)-P(A\cap (B\cup C))$
　　$P(A)=P(A\cup B\cup C)-P(\overline{A}\cap (B\cup C))$

〔解答のプロセス〕

(1)　$P(A\cap B\cup \overline{C})=P(A\cap B)-P(A\cap B\cap C)$
　　　　　　　　　$=\dfrac{1}{5}-\dfrac{1}{10}=\dfrac{1}{10}$

(2)　$P(C\cap \overline{A\cup B})=P(C)-P(C\cap (A\cup B))$
　　　$=P(C)-\{P(A\cap C)+P(B\cap C)-P(A\cap B\cap C)\}$
　　　$=\dfrac{3}{5}-\left(\dfrac{2}{5}+\dfrac{3}{10}-\dfrac{1}{10}\right)=\dfrac{3}{5}-\dfrac{3}{5}=0$

(3)　$P(A\cap (B\cup C))$
　　　$=P(A\cap B)+P(A\cap C)-P(A\cap B\cap C)$
　　　$=\dfrac{1}{5}+\dfrac{2}{5}-\dfrac{1}{10}=\dfrac{5}{10}=\dfrac{1}{2}$
　　$P(B\cup C)=P(B)+P(C)-P(B\cap C)$
　　　　　$=\dfrac{1}{2}+\dfrac{3}{5}-\dfrac{3}{10}=\dfrac{8}{10}=\dfrac{4}{5}$
　　$P(\overline{A}\cap (B\cup C))=P(B\cup C)-P(A\cap (B\cup C))$
　　　　　$=\dfrac{4}{5}-\dfrac{1}{2}=\dfrac{3}{10}$
　　$P(A)=P(A\cup B\cup C)-P(\overline{A}\cap (B\cup C))$
　　　　　$=\dfrac{9}{10}-\dfrac{3}{10}=\dfrac{6}{10}=\dfrac{3}{5}$

❹
〔解答〕

(1)
マ	ミ
2	3

(2)
ム	メ
2	3

〔出題者が求めたポイント〕

積分法

(1)　$\displaystyle\int_0^2 f(x)dx=k$ として，左辺を計算して代入する。

(2)　(1)と同様にする。

$$\int_0^2 g(x)dx=\int_0^1 g(x)dx+\int_1^2 g(x)dx(=k)$$

と分けて，絶対値をはずして積分する。

$0<a<1$ のとき解が無いことを示し，$1<a$ とし

$$\int_0^a g(x)dx=\int_0^1 g(x)dx+\int_1^a g(x)dx=\dfrac{4}{3}$$ とし a を

求める。

〔解答のプロセス〕

(1)　$\displaystyle\int_0^2 f(x)dx=k$ とする。$f(x)=x^2+k-1$

$\displaystyle\int_0^2 (x^2+k-1)dx=\left[\dfrac{1}{3}x^3+(k-1)x\right]_0^2$

　　　　　　　　$=\dfrac{8}{3}+2(k-1)=2k+\dfrac{2}{3}$

よって，$2k+\dfrac{2}{3}=k$　従って，$k=-\dfrac{2}{3}$

(2)　$\displaystyle\int_0^2 g(x)dx=k$ とおく，$g(x)=|x^2-1|+k$

$\displaystyle\int_0^1 (-x^2+1+k)dx+\int_1^2 (x^2-1+k)dx$

$=\left[-\dfrac{x^3}{3}+(1+k)x\right]_0^1+\left[\dfrac{x^3}{3}+(k-1)x\right]_1^2$

$=\dfrac{2}{3}+k+\left(2k+\dfrac{2}{3}\right)-\left(k-\dfrac{2}{3}\right)=2k+2$

$2k+2=k$　より　$k=-2$

$0<x<1$ のとき，$g=-x^2+1-2=-x^2-1$

$1<x$ のとき，$g=x^2-1-2=x^2-3$

$a<1$ のとき

$\displaystyle\int_0^a (-x^2-1)dx = \left[-\dfrac{x^3}{3}-x \right]_0^a = -\dfrac{a^3}{3}-a$

$-\dfrac{a^3}{3}-a<0$　より不適

$1<a$ のとき，

$\displaystyle\int_0^1 (-x^2-1)dx + \int_1^a (x^2-3)dx$

$= \left[-\dfrac{x^3}{3}-x \right]_0^1 + \left[\dfrac{x^3}{3}-3x \right]_1^a = \dfrac{1}{3}a^3-3a+\dfrac{4}{3}$

$\dfrac{1}{3}a^3-3a+\dfrac{4}{3}=\dfrac{4}{3}$　より　$\dfrac{1}{3}a(a+3)(a-3)=0$

従って，$a=3$

化　学

解答　　　　　4年度

❶

〔解答〕

問1 $\boxed{1}$③　　問2 $\boxed{2}$③　　問3 $\boxed{3}$③　　問4 $\boxed{4}$⑥

問5 $\boxed{5}$③

〔出題者が求めたポイント〕

物質の分類，イオンの価数，分子の極性，結晶の種類，価電子の数

〔解答のプロセス〕

問1 $\boxed{1}$　①窒素，酸素，アルゴンなどの混合物

②液体の炭化水素の混合物

③分子式 $H_2C_2O_4$ の純物質（化合物）

④水と殺菌剤の混合物　　⑤水と塩化水素の混合物

⑥酸化アルミニウムの水和物と土の混合物

問2 $\boxed{2}$　(a) Ca^{2+}，2 価　　(b) NO_3^-，1 価

(c) Al^{3+}，3 価　　(d) SO_4^{2-}，2 価

(a)と(d)の価数が同じである。

問3 $\boxed{3}$　①HF，異種 2 原子分子で極性分子

② H_2S，折れ線形で極性分子

③ CO_2，左右対称の直線形で無極性分子

④ H_2O，折れ線形で極性分子

⑤ NH_3，三角錐形で極性分子

⑥HCl，異種 2 原子分子で極性分子

問4 $\boxed{4}$　①正　Al^{3+} と O^{2-} からなるイオン結晶

②正　CO_2 の固体で，結晶は分子結晶

③正　C 6 原子の正六角形の連続した平面の積重ねで共有結合結晶

④正　H_2O 分子が水素結合で結合した分子結晶

⑤正　Ca 原子が金属結合で結合した金属結晶

⑥誤り　ヨウ素は 2 原子分子 I_2 で，結晶は分子結晶

問5 $\boxed{5}$　① $_5$B の電子配置は K 殻 2 個，L 殻 3 個。価電子（最外殻電子）は 3 個。

② $_{19}$K の電子配置は K 殻 2 個，L 殻 8 個，M 殻 8 個，N 殻 1 個で，価電子は 1 個。

③ $_{16}$S の電子配置は K 殻 2 個，L 殻 8 個，M 殻 6 個で価電子は 6 個。

④ $_{10}$Ne の電子配置は K 殻 2 個，L 殻 8 個。最外殻電子は 8 個だが，他原子と結合しないので価電子は 0 個としている。

⑤ $_7$N の電子配置は K 殻 2 個，L 殻 5 個で価電子は 5 個。

⑥ $_{12}$Mg の電子配置は K 殻 2 個，L 殻 8 個，M 殻 2 個で価電子は 2 個。

❷

〔解答〕

問1(1) $\boxed{6}$②　　(2) $\boxed{7}$①　　(3) $\boxed{8}$③

問2 $\boxed{9}$②　　$\boxed{10}$③　　$\boxed{11}$③

問3 $\boxed{12}$③　　$\boxed{13}$④　　$\boxed{14}$⑤

問4 $\boxed{15}$⑤

〔出題者が求めたポイント〕

溶液の濃度，溶解度，化学反応式による計算，物質量

〔解答のプロセス〕

問1(1) $\boxed{6}$　必要なグルコースは

$$0.250\,\text{mol/L} \times \frac{600}{1000}\,\text{L} = 0.150\,\text{mol}$$

質量は，$180\,\text{g/mol} \times 0.150\,\text{mol} = 27.0\,\text{g}$

(2) $\boxed{7}$　溶液は　$20\,\text{g} + 180\,\text{g} = 200\,\text{g}$

溶質は $CuSO_4$ で

$$20\,\text{g} \times \frac{CuSO_4}{CuSO_4 \cdot 5H_2O} = 20\,\text{g} \times \frac{160}{250} = 12.8\,\text{g}$$

$$質量\%濃度 = \frac{溶質の質量}{溶液の質量} \times 100$$

$$= \frac{12.8}{200} \times 100 = 6.40\%$$

(3) $\boxed{8}$　塩酸 1L をとると，その質量は 1200g。そのうち塩化水素は　$1200 \times \frac{36.5}{100}\,\text{g}$　で

物質量は　$\dfrac{1200 \times \dfrac{36.5}{100}\,\text{g}}{36.5\,\text{g/mol}} = 12.0\,\text{mol}$

1L 中に HCl が 12.0mol 含まれるから 12.0mol/L

問2 $\boxed{9}$　溶解度より

$$\frac{溶質量}{飽和溶液量} = \frac{60.0\,\text{g}}{(100+60.0)\,\text{g}} = \frac{x\,[\text{g}]}{400\,\text{g}}$$

$$x = 150\,[\text{g}]$$

$\boxed{10}$　溶解度について

$$\frac{溶質量}{溶媒量} = \frac{25.0\,\text{g}}{125\,\text{g}} = \frac{x\,[\text{g}]}{100\,\text{g}} \qquad x = 20.0\,[\text{g/水}\,100\,\text{g}]$$

$\boxed{11}$　25%水溶液 400g 中の

物質 X：$400\,\text{g} \times \dfrac{25.0}{100} = 100\,\text{g}$

水　　：$400\,\text{g} \times \dfrac{75.0}{100} = 300\,\text{g}$

20℃で水 300g に溶ける物質 X は

$$20.0\,\text{g} \times \frac{300\,\text{g}}{100\,\text{g}} = 60.0\,\text{g}$$

よって析出する物質 X は　$100\,\text{g} - 60.0\,\text{g} = 40.0\,\text{g}$

問3 $\boxed{12}$　$a = 1$ とすると，C の数より $c = 6$，H の数より $d = 6$，O の数より　$6 + 2b = 12 + 6$

$b = 6$

$\boxed{13}$　グルコース（分子量 180）1mol の燃焼により二酸化炭素 6mol が生じるから

$$\frac{3.00\,\text{g}}{180\,\text{g/mol}} \times 6 = 0.10\,\text{mol}$$

$\boxed{14}$　グルコース 1mol の燃焼により水（分子量 18.0）6mol が生じるから

$$18.0\,\text{g/mol} \times \frac{3.00\,\text{g}}{180\,\text{g/mol}} \times 6 = 1.80\,\text{g}$$

問4 [15] (a) $O_2 = 32.0$ であるから

$$\frac{64\,\text{g}}{32.0\,\text{g/mol}} = 2.0\,\text{mol}$$

(b) $\dfrac{33.6\,\text{L}}{22.4\,\text{L/mol}} = 1.50\,\text{mol}$

(c) CH_3COOH（分子量 60.0）1分子中に炭素原子2個が含まれるから

$$\frac{90\,\text{g}}{60.0\,\text{g/mol}} \times 2 = 3.0\,\text{mol}$$

よって　(c) > (a) > (b)

❸

〔解答〕

問1 [16]③　　問2 [17]①　　問3 [18]④　　問4 [19]⑥

問5 (1) [20]③　(2) [21]⑤　(3) [22]④

〔出題者が求めたポイント〕

金属のイオン化傾向，塩の液性，中和曲線と酸・塩基，酸化数，酸化還元滴定

〔解答のプロセス〕

問1 [16]　実験1　塩酸と反応して気体（水素）が発生するのは水素よりイオン化傾向が大きい金属であるから

A，B > 水素 > C

実験2　亜鉛を入れると単体が析出するのは，亜鉛よりイオン化傾向の小さい金属であるから

B > 亜鉛 > A，C

よってイオン化傾向の順は　B > A > C

問2 [17]　水溶液が酸性を示すのは強酸と弱塩基の塩で，①が該当。HCl は強酸，NH_3 は弱塩基。

②，③は弱酸の H_2CO_3 と強塩基の NaOH の塩で塩基性，⑤は弱酸の CH_3COOH と強塩基の NaOH の塩で塩基性である。

④は強酸の HCl と強塩基の KOH の塩で中性である。

問3 [18]　酸 a の価数を x とすると，NaOH 水溶液 15 mL で中和したから

$$0.10 \times \frac{15.0}{1000}\,\text{mol} \times x = 0.10 \times \frac{15}{1000}\,\text{mol} \times 1$$
$$x = 1$$

滴定曲線より中和点は塩基性なので，a は1価の弱酸。選択肢より a は酢酸である。

酸 b の価数を y とすると，NaOH 水溶液 30 mL で中和したから

$$0.10 \times \frac{15.0}{1000}\,\text{mol} \times y = 0.10 \times \frac{30}{1000}\,\text{mol} \times 1$$
$$y = 2$$

滴定曲線より中和点は中性なので，b は2価の強酸。選択肢より b は硫酸である。

問4 [19]　N の酸化数は

A：$x + (-2) \times 2 = 0$　　$x = +4$

B：単体なので 0

C：$x + (+1) \times 3 = 0$　　$x = -3$

よって，C < B < A

問5 (1) [20]　①正　MnO_4^- の Mn の酸化数は

$x + (-2) \times 4 = -1$　　より，$x = +7$

Mn^{2+}：単原子イオンであるから +2

②正　単原子イオンであるから Fe の酸化数は

Fe^{2+}：+2，Fe^{3+}：+3

③誤り　Fe^{2+} は e^- を与えているから還元剤

④正　授受する電子数より MnO_4^- と Fe^{2+} の数の比は，1：5 である。

⑤正　塩酸は $KMnO_4$ により酸化され，硝酸は Fe^{2+} を酸化するので，$KMnO_4$ の反応量が正しく求められない。

$$2Cl^- \longrightarrow Cl_2 + 2e^-$$
$$HNO_3（希） + 3H^+ + 3e^- \longrightarrow 2H_2O + NO$$

(2) [21]　$KMnO_4$ と $FeSO_4$ の物質量の比より

$$0.250\,\text{mol/L} \times \frac{15.6}{1000}\,\text{L} : x\,\text{[mol/L]} \times \frac{25.0}{1000}\,\text{L}$$
$$= 1 : 5$$
$$x = 0.780\,\text{[mol/L]}$$

(3) [22]　ホールピペット，ビュレットが濡れていると，量り取る溶液，滴下する溶液が薄まってしまい正しい滴定結果が得られないので，共洗いをして用いる。

コニカルビーカーに入れる溶液はホールピペット，ビュレットにより正確に求められるので，濡れていても構わない。

❹

〔解答〕

問1 (1) [23]④　(2) [24]⑤　(3) [25]⑥　(4) [26]②　(5) [27]①

問2 (1) [28]②　(2) [29]③　(3) [30]④　(4) [31]⑥　(5) [32]⑧

〔出題者が求めたポイント〕

気体の発生，芳香族化合物の推定

〔解答のプロセス〕

問1 (1) [23]　ギ酸が脱水されて一酸化炭素（無色無臭）が発生　　$HCOOH \longrightarrow H_2O + CO$

(2) [24]　銅が酸化されて一酸化窒素（無色）が発生。

$$3Cu + 8HNO_3 \longrightarrow 3Cu(NO_3)_2 + 4H_2O + 2NO$$

(3) [25]　揮発性の塩化水素（無色刺激臭）が発生。

$$NaCl + H_2SO_4 \longrightarrow NaHSO_4 + HCl$$

(4) [26]　塩酸が酸化されて塩素（黄緑色刺激臭）が発生。

$$CaCl(ClO)\cdot H_2O + 2HCl \longrightarrow CaCl_2 + 2H_2O + Cl_2$$

(5) [27]　塩素酸カリウムが分解して酸素（無色無臭）が発生　　$2KClO_3 \longrightarrow 2KCl + 3O_2$

問2 (1) [28]　トルエンが酸化されて安息香酸になる。

$$\text{⟨⟩-CH}_3 + 3O \longrightarrow \text{⟨⟩-COOH} + H_2O$$

(2) [29]　$FeCl_3$ で呈色するのはフェノール。フェノールは炭酸より弱い酸なので炭酸水素ナトリウムと反応しない。

(3) [30]　二酸化炭素が結合してサリチル酸ナトリウムになる。

(4) 31 さらし粉で赤紫色になるのはアニリンの特徴。
(5) 32 水素が付加してシクロヘキサンになる。

生　物

解答　4年度

1

〔解答〕

問1　④　　問2　②　　問3　①
問4　(オ)④　(カ)⑤　(キ)⑨　　問5　①

〔出題者が求めたポイント〕

動物の組織・細胞

問2　①は神経組織，③は筋組織，④は結合組織に属する細胞の特徴である。

問4　(オ)はミトコンドリア，(カ)はゴルジ体，(キ)は細胞膜を示している。①は核，②は核膜，③⑧は葉緑体，⑥は液胞，⑦はリボソームの働きである。

2

〔解答〕

問1　⑧　　問2　④　　問3　①　　問4　⑤
問5　(1)②　　(2)⑤⑥

〔出題者が求めたポイント〕

呼吸

問1，2　グルコース1分子は，解糖系で炭素数が3のピルビン酸2分子に分解される。その後，ピルビン酸はミトコンドリアのマトリックスに取り込まれ，CO_2が外されて，炭素数が2のアセチル CoA に変換される。アセチル CoA は，クエン酸回路に入り，炭素数が4のオキサロ酢酸と結合し，炭素数が6のクエン酸1分子となる。解糖系とクエン酸回路で生成された NADH と $FADH_2$ は，電子伝達系に電子を渡し，そのエネルギーを利用して多量の ATP が合成される。

問3　NADH と $FADH_2$ から渡された電子のエネルギーによって，H^+ がマトリックスから膜間腔に能動輸送される。そうしてつくられる H^+ の濃度差を利用して，H^+ が ATP 合成酵素を通って膜間腔からマトリックスへ受動輸送される際に ATP が合成される。

問4　グルコース1分子を呼吸基質としたときに合成される最大の ATP は，解糖系で2分子，クエン酸回路で2分子，電子伝達系で34分子の，合計38分子となる。

問5　(2)　呼吸基質1gを完全に分解するのに必要な酸素の量は，炭水化物，タンパク質，脂肪の順で多くなる。

3

〔解答〕

問1　⑥　　問2　②　　問3　③　　問4　⑤
問5　①②　　問6　④　　問7　④

〔出題者が求めたポイント〕

遺伝子の発現

問1　DNA ポリメラーゼは，DNA 鎖の3' 末端にある OH 基を認識して次のヌクレオチドを結合させる。

問3　センス鎖の T を U に変えると転写してできた RNA となる。選択肢は 5' と 3' の位置がアンチセンス鎖と同じになっていることに注意する。

問4　人工 RNA の U と G の割合は 4：1 なので，この RNA の塩基が U である確率は 4/5，G である確率は 1/5 である。そこで，コドンの3つ組塩基が GGG となる確率は $(1/5)^3 = 1/125$，UUU となる確率は $(4/5)^3 = 64/125$ となる。

問5　実験結果より，フェニルアラニンの割合を64と考えると，バリンは約20，ロイシンとシステインは16，グリシンは約5，トリプトファンは約4となる。ロイシンの割合はフェニルアラニン(UUU)の1/4である。フェニルアラニン(64/125)の1/4なのでロイシンは16/125で生じることとなる。するとコドンは，$4/5 × 4/5 × 1/5 = 16/125$ から，2つの U と 1つの G であることがわかる。バリンとグリシンはコドンの1番目の塩基が G となっていることと，グリシンの生じる割合から，GUU はバリンのコドンであることがわかる。UUG と UGU はシステインのコドンである可能性もある。

問6　トリプトファンは 4/125 生じることから，コドンは，$4/5 × 1/5 × 1/5 = 4/125$ より，1つの U と 2つの G であることがわかる。GUG と GGU は1番目の塩基が G となっていることと，実験結果でそれぞれのアミノ酸が生じる割合から，バリンまたはグリシンのコドンとわかるので，トリプトファンのコドンは UGG である。（バリンのコドンは GUU と GUG または GGU，グリシンのコドンは GGG と GUG または GGU である。）

問7　20種類のアミノ酸がランダムに4個結合するのだから，$20^4 = 1.6 × 10^5$ となる。

4

〔解答〕

問1　②　　問2　(1)④　　(2)②　　問3　②③
問4　(1)④　　(2)④　　(3)②

〔出題者が求めたポイント〕

体内環境

問1　肺静脈からの血液は左心房に流れ込む。

問2　(2)腎小体は皮質にある。

問3　(2)　放熱，伝導や対流による熱放散量は外気温の上昇とともに低下するが，蒸発による熱放散量は逆に上昇する。この二つを合わせて判断すると，④のようになる。

5

〔解答〕

問1　ア：⑧　イ：③　ウ：⓪　エ：⑦　オ：⑨

問2　③　　問3　②　　問4　(i)②　(ii)④

〔出題者が求めたポイント〕

植生

問1　ア．$(3＋2＋1＋1)÷6≒1.2$　イ．$2÷6≒0.3$
　　ウ．$(2＋1＋1＋2＋3＋1)÷6≒1.7$　エ．$6÷6＝1.0$
　　オ．$(1＋3＋4)÷6≒1.3$

問3　調査した地域に生育する植物はすべて草本である。

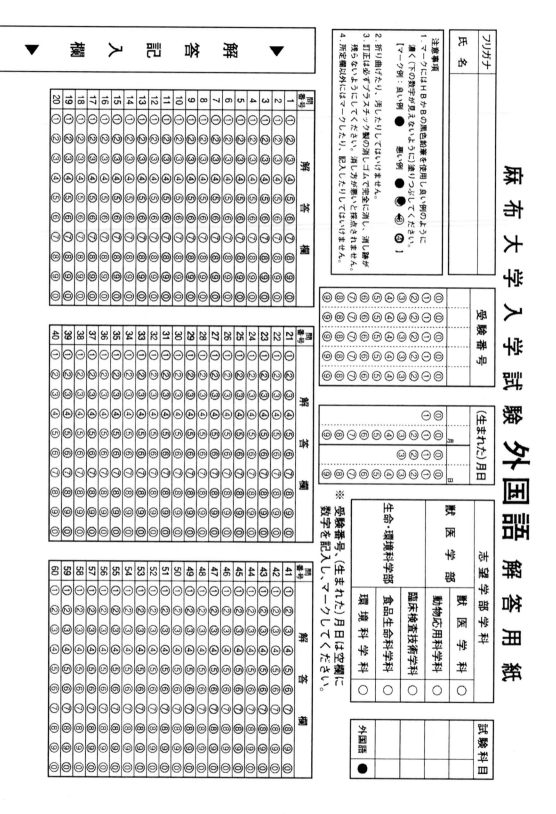

麻布大学入学試験 数学 解答用紙

▼　解　答　記　入　欄　▼

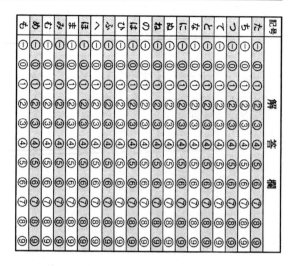

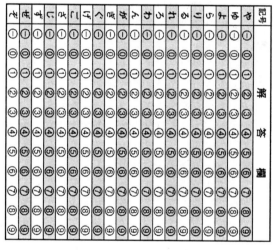

この解答用紙は 124％に拡大すると、ほぼ実物大になります。

麻布大学入学試験　化学　解答用紙

フリガナ

氏　名

注意事項

1. マークはHBからBの黒色鉛筆を使用し良い例のように濃く（下の数字が見えないように）塗りつぶしてください。
　[マーク例：良い例 ● 悪い例 ◐ ◑ ◒]
2. 折り曲げたり、汚したりしてはいけません。
3. 訂正は必ずプラスチック製の消しゴムで完全に消し、消し跡が残らないようにしてください。消し方が悪いと採点されません。
4. 所定欄以外にはマークしたり、記入したりしてはいけません。

受験番号

（生まれた）月日

志望学部学科

獣　医　学　部	獣　医　学　科	○
	動物応用科学科	○
	臨床検査技術学科	○
生命・環境科学部	食品生命科学科	○
	環境科学科	○

※ 受験番号、（生まれた）月日は空欄に数字を記入し、マークしてください。

試験科目	
化　学	●

解答記入欄

記号	解答欄
1	① ② ③ ④ ⑤ ⑥ ⑦ ⑧ ⑨ ⑩
2	① ② ③ ④ ⑤ ⑥ ⑦ ⑧ ⑨ ⑩
3	① ② ③ ④ ⑤ ⑥ ⑦ ⑧ ⑨ ⑩
4	① ② ③ ④ ⑤ ⑥ ⑦ ⑧ ⑨ ⑩
5	① ② ③ ④ ⑤ ⑥ ⑦ ⑧ ⑨ ⑩
6	① ② ③ ④ ⑤ ⑥ ⑦ ⑧ ⑨ ⑩
7	① ② ③ ④ ⑤ ⑥ ⑦ ⑧ ⑨ ⑩
8	① ② ③ ④ ⑤ ⑥ ⑦ ⑧ ⑨ ⑩
9	① ② ③ ④ ⑤ ⑥ ⑦ ⑧ ⑨ ⑩
10	① ② ③ ④ ⑤ ⑥ ⑦ ⑧ ⑨ ⑩
11	① ② ③ ④ ⑤ ⑥ ⑦ ⑧ ⑨ ⑩
12	① ② ③ ④ ⑤ ⑥ ⑦ ⑧ ⑨ ⑩
13	① ② ③ ④ ⑤ ⑥ ⑦ ⑧ ⑨ ⑩
14	① ② ③ ④ ⑤ ⑥ ⑦ ⑧ ⑨ ⑩
15	① ② ③ ④ ⑤ ⑥ ⑦ ⑧ ⑨ ⑩
16	① ② ③ ④ ⑤ ⑥ ⑦ ⑧ ⑨ ⑩
17	① ② ③ ④ ⑤ ⑥ ⑦ ⑧ ⑨ ⑩
18	① ② ③ ④ ⑤ ⑥ ⑦ ⑧ ⑨ ⑩
19	① ② ③ ④ ⑤ ⑥ ⑦ ⑧ ⑨ ⑩
20	① ② ③ ④ ⑤ ⑥ ⑦ ⑧ ⑨ ⑩

記号	解答欄
21	① ② ③ ④ ⑤ ⑥ ⑦ ⑧ ⑨ ⑩
22	① ② ③ ④ ⑤ ⑥ ⑦ ⑧ ⑨ ⑩
23	① ② ③ ④ ⑤ ⑥ ⑦ ⑧ ⑨ ⑩
24	① ② ③ ④ ⑤ ⑥ ⑦ ⑧ ⑨ ⑩
25	① ② ③ ④ ⑤ ⑥ ⑦ ⑧ ⑨ ⑩
26	① ② ③ ④ ⑤ ⑥ ⑦ ⑧ ⑨ ⑩
27	① ② ③ ④ ⑤ ⑥ ⑦ ⑧ ⑨ ⑩
28	① ② ③ ④ ⑤ ⑥ ⑦ ⑧ ⑨ ⑩
29	① ② ③ ④ ⑤ ⑥ ⑦ ⑧ ⑨ ⑩
30	① ② ③ ④ ⑤ ⑥ ⑦ ⑧ ⑨ ⑩
31	① ② ③ ④ ⑤ ⑥ ⑦ ⑧ ⑨ ⑩
32	① ② ③ ④ ⑤ ⑥ ⑦ ⑧ ⑨ ⑩
33	① ② ③ ④ ⑤ ⑥ ⑦ ⑧ ⑨ ⑩
34	① ② ③ ④ ⑤ ⑥ ⑦ ⑧ ⑨ ⑩
35	① ② ③ ④ ⑤ ⑥ ⑦ ⑧ ⑨ ⑩
36	① ② ③ ④ ⑤ ⑥ ⑦ ⑧ ⑨ ⑩
37	① ② ③ ④ ⑤ ⑥ ⑦ ⑧ ⑨ ⑩
38	① ② ③ ④ ⑤ ⑥ ⑦ ⑧ ⑨ ⑩
39	① ② ③ ④ ⑤ ⑥ ⑦ ⑧ ⑨ ⑩
40	① ② ③ ④ ⑤ ⑥ ⑦ ⑧ ⑨ ⑩

記号	解答欄
41	① ② ③ ④ ⑤ ⑥ ⑦ ⑧ ⑨ ⑩
42	① ② ③ ④ ⑤ ⑥ ⑦ ⑧ ⑨ ⑩
43	① ② ③ ④ ⑤ ⑥ ⑦ ⑧ ⑨ ⑩
44	① ② ③ ④ ⑤ ⑥ ⑦ ⑧ ⑨ ⑩
45	① ② ③ ④ ⑤ ⑥ ⑦ ⑧ ⑨ ⑩
46	① ② ③ ④ ⑤ ⑥ ⑦ ⑧ ⑨ ⑩
47	① ② ③ ④ ⑤ ⑥ ⑦ ⑧ ⑨ ⑩
48	① ② ③ ④ ⑤ ⑥ ⑦ ⑧ ⑨ ⑩
49	① ② ③ ④ ⑤ ⑥ ⑦ ⑧ ⑨ ⑩
50	① ② ③ ④ ⑤ ⑥ ⑦ ⑧ ⑨ ⑩
51	① ② ③ ④ ⑤ ⑥ ⑦ ⑧ ⑨ ⑩
52	① ② ③ ④ ⑤ ⑥ ⑦ ⑧ ⑨ ⑩
53	① ② ③ ④ ⑤ ⑥ ⑦ ⑧ ⑨ ⑩
54	① ② ③ ④ ⑤ ⑥ ⑦ ⑧ ⑨ ⑩
55	① ② ③ ④ ⑤ ⑥ ⑦ ⑧ ⑨ ⑩
56	① ② ③ ④ ⑤ ⑥ ⑦ ⑧ ⑨ ⑩
57	① ② ③ ④ ⑤ ⑥ ⑦ ⑧ ⑨ ⑩
58	① ② ③ ④ ⑤ ⑥ ⑦ ⑧ ⑨ ⑩
59	① ② ③ ④ ⑤ ⑥ ⑦ ⑧ ⑨ ⑩
60	① ② ③ ④ ⑤ ⑥ ⑦ ⑧ ⑨ ⑩

この解答用紙は124％に拡大すると、ほぼ実物大になります。

麻 布 大 学 入 学 試 験 生 物 解 答 用 紙

フリガナ

氏　名

注意事項

1. マークはHBかBの黒色鉛筆を使用し良い例のように濃く（下の数字が見えないように）に塗りつぶしてください。
　[マーク例：良い例 ● 悪い例 ● ◑ ◍]
2. 折り曲げたり、汚したりしてはいけません。
3. 訂正は必ずプラスチック製の消しゴムで完全に消し、消し跡が残らないようにしてください。消し方が悪いと採点されません。
4. 所定欄以外にはマークしたり、記入したりしてはいけません。

受験番号

（生まれた）月日

志望学部学科

獣 医 学 部	獣 医 学 科	○
	動物応用科学科	○
生命・環境科学部	臨床検査技術学科	○
	食品生命科学科	○
	環 境 科 学 科	○

試験科目

生　物	●

※ 受験番号、（生まれた）月日は空欄に数字を記入し、マークしてください。

▼ 解 答 記 入 欄 ▼

記号	解　答　欄
1	① ② ③ ④ ⑤ ⑥ ⑦ ⑧ ⑨ ⑩
2	① ② ③ ④ ⑤ ⑥ ⑦ ⑧ ⑨ ⑩
3	① ② ③ ④ ⑤ ⑥ ⑦ ⑧ ⑨ ⑩
4	① ② ③ ④ ⑤ ⑥ ⑦ ⑧ ⑨ ⑩
5	① ② ③ ④ ⑤ ⑥ ⑦ ⑧ ⑨ ⑩
6	① ② ③ ④ ⑤ ⑥ ⑦ ⑧ ⑨ ⑩
7	① ② ③ ④ ⑤ ⑥ ⑦ ⑧ ⑨ ⑩
8	① ② ③ ④ ⑤ ⑥ ⑦ ⑧ ⑨ ⑩
9	① ② ③ ④ ⑤ ⑥ ⑦ ⑧ ⑨ ⑩
10	① ② ③ ④ ⑤ ⑥ ⑦ ⑧ ⑨ ⑩
11	① ② ③ ④ ⑤ ⑥ ⑦ ⑧ ⑨ ⑩
12	① ② ③ ④ ⑤ ⑥ ⑦ ⑧ ⑨ ⑩
13	① ② ③ ④ ⑤ ⑥ ⑦ ⑧ ⑨ ⑩
14	① ② ③ ④ ⑤ ⑥ ⑦ ⑧ ⑨ ⑩
15	① ② ③ ④ ⑤ ⑥ ⑦ ⑧ ⑨ ⑩
16	① ② ③ ④ ⑤ ⑥ ⑦ ⑧ ⑨ ⑩
17	① ② ③ ④ ⑤ ⑥ ⑦ ⑧ ⑨ ⑩
18	① ② ③ ④ ⑤ ⑥ ⑦ ⑧ ⑨ ⑩
19	① ② ③ ④ ⑤ ⑥ ⑦ ⑧ ⑨ ⑩
20	① ② ③ ④ ⑤ ⑥ ⑦ ⑧ ⑨ ⑩

記号	解　答　欄
21	① ② ③ ④ ⑤ ⑥ ⑦ ⑧ ⑨ ⑩
22	① ② ③ ④ ⑤ ⑥ ⑦ ⑧ ⑨ ⑩
23	① ② ③ ④ ⑤ ⑥ ⑦ ⑧ ⑨ ⑩
24	① ② ③ ④ ⑤ ⑥ ⑦ ⑧ ⑨ ⑩
25	① ② ③ ④ ⑤ ⑥ ⑦ ⑧ ⑨ ⑩
26	① ② ③ ④ ⑤ ⑥ ⑦ ⑧ ⑨ ⑩
27	① ② ③ ④ ⑤ ⑥ ⑦ ⑧ ⑨ ⑩
28	① ② ③ ④ ⑤ ⑥ ⑦ ⑧ ⑨ ⑩
29	① ② ③ ④ ⑤ ⑥ ⑦ ⑧ ⑨ ⑩
30	① ② ③ ④ ⑤ ⑥ ⑦ ⑧ ⑨ ⑩
31	① ② ③ ④ ⑤ ⑥ ⑦ ⑧ ⑨ ⑩
32	① ② ③ ④ ⑤ ⑥ ⑦ ⑧ ⑨ ⑩
33	① ② ③ ④ ⑤ ⑥ ⑦ ⑧ ⑨ ⑩
34	① ② ③ ④ ⑤ ⑥ ⑦ ⑧ ⑨ ⑩
35	① ② ③ ④ ⑤ ⑥ ⑦ ⑧ ⑨ ⑩
36	① ② ③ ④ ⑤ ⑥ ⑦ ⑧ ⑨ ⑩
37	① ② ③ ④ ⑤ ⑥ ⑦ ⑧ ⑨ ⑩
38	① ② ③ ④ ⑤ ⑥ ⑦ ⑧ ⑨ ⑩
39	① ② ③ ④ ⑤ ⑥ ⑦ ⑧ ⑨ ⑩
40	① ② ③ ④ ⑤ ⑥ ⑦ ⑧ ⑨ ⑩

記号	解　答　欄
41	① ② ③ ④ ⑤ ⑥ ⑦ ⑧ ⑨ ⑩
42	① ② ③ ④ ⑤ ⑥ ⑦ ⑧ ⑨ ⑩
43	① ② ③ ④ ⑤ ⑥ ⑦ ⑧ ⑨ ⑩
44	① ② ③ ④ ⑤ ⑥ ⑦ ⑧ ⑨ ⑩
45	① ② ③ ④ ⑤ ⑥ ⑦ ⑧ ⑨ ⑩
46	① ② ③ ④ ⑤ ⑥ ⑦ ⑧ ⑨ ⑩
47	① ② ③ ④ ⑤ ⑥ ⑦ ⑧ ⑨ ⑩
48	① ② ③ ④ ⑤ ⑥ ⑦ ⑧ ⑨ ⑩
49	① ② ③ ④ ⑤ ⑥ ⑦ ⑧ ⑨ ⑩
50	① ② ③ ④ ⑤ ⑥ ⑦ ⑧ ⑨ ⑩
51	① ② ③ ④ ⑤ ⑥ ⑦ ⑧ ⑨ ⑩
52	① ② ③ ④ ⑤ ⑥ ⑦ ⑧ ⑨ ⑩
53	① ② ③ ④ ⑤ ⑥ ⑦ ⑧ ⑨ ⑩
54	① ② ③ ④ ⑤ ⑥ ⑦ ⑧ ⑨ ⑩
55	① ② ③ ④ ⑤ ⑥ ⑦ ⑧ ⑨ ⑩
56	① ② ③ ④ ⑤ ⑥ ⑦ ⑧ ⑨ ⑩
57	① ② ③ ④ ⑤ ⑥ ⑦ ⑧ ⑨ ⑩
58	① ② ③ ④ ⑤ ⑥ ⑦ ⑧ ⑨ ⑩
59	① ② ③ ④ ⑤ ⑥ ⑦ ⑧ ⑨ ⑩
60	① ② ③ ④ ⑤ ⑥ ⑦ ⑧ ⑨ ⑩

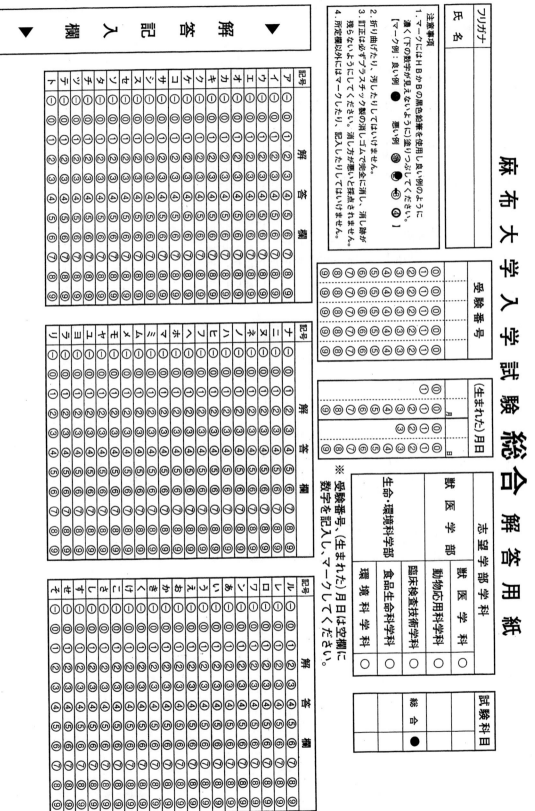

この解答用紙は124％に拡大すると、ほぼ実物大になります。

▼ 解 答 記 入 欄 ▼

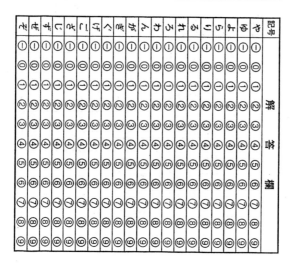

麻布大学　生命・環境科学部 / 獣医学部動物応用科学科
入試問題と解答

令和4年6月15日　初　版第1刷発行
令和4年6月21日　第二版第1刷発行

編　集　　みすず学苑中央教育研究所
発行所　　株式会社ミスズ

定価　本体3,000円＋税

〒167－0053
東京都杉並区西荻南2丁目17番8号
ミスズビル1階
電　話　03（5941）2924（代）
印刷所　　タカセ株式会社

●本シリーズ掲載の入試問題について、万一、掲載許可手続きに遺漏や不備があると思われるものがありましたら、当社までお知らせ下さい。

●乱丁・落丁等につきましてはお取り替えいたします。

●本書の内容についてのお問合せは、具体的な質問内容を明記のうえ、ハガキ・封書を当社宛にお送りいただくか、もしくは下記のアドレスまでお問合せ願います。

〈 お問合せ用アドレス：https://www.examination.jp/contact/ 〉